Jürgen Kuberski

Yoga –
Von Wellness bis Weltanschauung

SCM Hänssler

SCM

Stiftung Christliche Medien

SCM Hänssler im SCM-Verlag GmbH & Co. KG · 71088 Holzgerlingen
Internet: www.scm-haenssler.de; E-Mail: info@scm-haenssler.de

Umschlaggestaltung: Jens Vogelsang, Aachen
Titelbild: fotolia.com
Satz: typoscript GmbH, Walddorfhäslach
Druck und Bindung: CPI - Ebner & Spiegel, Ulm
Printed in Germany
ISBN 978-3-7751-5282-2
Bestell-Nr. 395.282

Inhalt

Kurz und bündig

Geht es Ihnen nicht auch so? Über manch einen Themenbereich würde man gerne als Normalbürger Bescheid wissen (oder muss es vielleicht sogar). Doch was die Fachleute schreiben, ist im Normalfall zu kompliziert und zu umfangreich. Wer hat schon Zeit, sich in jedes Thema wochenlang einzuarbeiten!? Hier wollen wir Hilfestellung leisten. In *Hänssler kurz und bündig* geben Fachleute, die sich mit einem Thema schon seit Jahren intensiv beschäftigen, kurz und verständlich einen Überblick über das, was man wissen muss, wenn man Bescheid wissen will und mitreden können möchte.

Dabei enthält jeder Band der Reihe Hänssler kurz und bündig die folgenden Elemente:

- Fakten und Basisinformationen
- die Diskussion kontroverser Fragen
- praktische Hilfen und Hinweise zum Weiterarbeiten

All das ist so angelegt, dass der Leser sich in zwei bis drei Stunden (also etwa statt des Abendkrimis oder auf einer Zugfahrt) ein Thema in seinen Grundlagen aneignen kann. Die Anwendung im Leben oder das anschließende Gespräch mit anderen wird dann aber sicher etwas länger dauern ...

Ich würde mir wünschen, dass dieser kleine Band Ihren Horizont erweitern kann und die Informationen liefert, die Sie suchen.

Thomas Schirrmacher

Vorwort des Herausgebers

Als ich ein Kind war, war Yoga noch etwas Exotisches, ein Insidertipp, von den einen verlacht oder zu den damaligen ›Jugendsekten‹ gezählt, von den anderen als Geheimtipp zur Lösung fast aller Probleme gehandelt.

Wie sich die Welt geändert hat! Heute praktizieren Millionen Bundesbürger Yoga, Yogakurse werden in Volkshochschulen, Sportvereinen, Kurhäusern, ja Kirchen angeboten. Es gibt Yoga für Kinder, Yoga für Schwangere, Yoga für Senioren und nicht gerade billige Yogakurse für gestresste Manager. Dazu hat sich in den letzten Jahren rund um Yoga ein wachsender Markt mit Schönheitsprodukten, Büchern oder Kleidung entwickelt. Zudem ist Yoga in der Werbung allgegenwärtig.

Während die einen mit Yoga Gymnastik und Entspannung verbinden, ist Yoga für andere ein Weg zur eigenen Erleuchtung oder gar zur Verbesserung der Welt. Von Wellness bis Weltanschauung – die Bandbreite ist enorm. Wenn Yoga gut für die Gesundheit ist, was daran ist das Gesunde? Und gibt es auch Probleme damit? Wie sehr ist Yoga mit dem Hinduismus verbunden? Oder kann man als Christ Yoga praktizieren, ohne damit andere Götter zu akzeptieren?

Wer solche Fragen beantworten will, kann nicht einfach zu Hochglanzprospekten greifen, wird sich aber auch kaum durch umfangreiche Fachliteratur arbeiten wollen. Hier bietet nun ein Kenner der östlichen Religionen kurz und bündig sachliche Hintergrundinformationen. Sie erfahren, wo Yoga herkommt, was Yoga ist, welche Arten und Anwendungen es gibt, und an welchen Stellen es um mehr als um Gesundheit, sondern um eine eigenständige Religion geht.

So kann sich jeder gründlich und doch schnell informieren und sich selbst ein kompetentes Bild machen.

Thomas Schirrmacher

I. Ausprägungen des modernen Yoga

1. Die Aktualität des Yoga heute

Yoga ist »in«

Das Interesse an Yoga nimmt deutlich zu. Unübersehbar sind Werbeplakate, auf denen Models in einer Yogapose für Mineralwasser, Kosmetik oder Kleidung werben. In den Discountern gibt es immer wieder Yogakleidung und -zubehör zu kaufen, in jeder Buchhandlung findet man Bücher über Yoga. In Fitness- und Wellness-Illustrierten wird über Yoga berichtet, es gibt mehrere deutsche Yoga-Magazine. Jede Volkshochschule, viele Sportvereine und manche Kirchen und Gemeinden bieten Yogakurse an; praktisch in jeder Stadt findet man eine Yogaschule, in Großstädten wie Berlin und München sogar überdurchschnittlich viele. Es gibt Yogafestivals, Yogakonzerte[1], und viele Ausbildungsmöglichkeiten zum Yogalehrer.[2] Yoga ist voll im Trend.

Das zeigt auch eine repräsentative Umfrage aus dem Jahr 2009.[3] Demnach hat jeder vierte Deutsche (24,5 Prozent) Interesse an Yoga und Meditation, jeder fünfte (19,7 Prozent) praktiziert Übungen in diesem Bereich. Als Gründe dafür werden hauptsächlich Stressabbau, positive Aspekte für die Gesundheit, zum Beispiel zur Muskelkräftigung oder bei Rückenproblemen, sowie mehr Ruhe und Konzentrationsfähigkeit genannt. Am meisten Interesse an Yoga haben die 30- bis 39-Jährigen (27 Prozent). Hier sind auch die meisten Praktizierenden zu finden, doch auch in der Altersstufe von 50 bis 59 Jahren interessiert sich jeder vierte für Yoga. Im Jahr 2003 rechnete man in Deutschland mit drei Millionen Yogapraktizierenden (5 Prozent der Bevölkerung) und 15 000

Yogalehrern – diese Zahl ist seither sicher gestiegen. Davon sind 70 Prozent im Alter von 25 bis 40 Jahren. Die meisten Yogaübenden in Deutschland sind Frauen (75 Prozent).[4]

Viele Prominente praktizieren Yoga,[5] unter anderem die *Schauspieler* Jennifer Aniston, Nicolas Cage, Angelina Jolie, Christine Kaufmann, Michael Keaton, Ruth Maria Kubitschek, Sarah Jessica Parker, Julia Roberts und Meg Ryan; *Sportler* wie Oliver Bierhoff, Steffi Graf und John McEnroe; *Schriftsteller* wie Erich Fromm, Janosch und Martin Walser. Auch *Musiker* nutzen Yoga zur Steigerung ihrer Kreativität, darunter Sheryl Crow, Thomas D. (Die Fantastischen Vier), Peter Gabriel, Madonna, Paul McCartney, John McLaughlin, Yehudin Menuhin, Nena, Luciano Pavarotti, Paul Simon, Britney Spears, Sting und Karlheinz Stockhausen. Dadurch, dass viele Prominente mit Yoga in Verbindung gebracht werden, wird Yoga immer populärer.

Yoga für jeden

Yoga war noch vor einigen Jahrzehnten etwas für esoterisch Interessierte oder für Leute, die einen exotischen Sport suchten. Doch inzwischen hat sich das Spektrum der Yogaübenden enorm verbreitert. Ein Blick auf die neueren Veröffentlichungen zu Yoga zeigt, dass viele Zielgruppen direkt angesprochen werden. So gibt es Yoga für Einsteiger, Schwangere, Mutter und Kind, Kinder und Teens, Frauen, Frauen in den Wechseljahren, Männer, Familien, ältere Menschen, Manager, Süchtige und Abhängige – und für Hobbyköche gibt es ein spezielles Yogakochbuch.[6] Die vielen neuen Bücher, CDs und DVDs, die in den letzten Jahren über Yoga veröffentlicht wurden, sind ein Gradmesser für das enorme Interesse am Yoga.

Frauen haben unter den Yogaübenden immer noch den größten Anteil, doch das wandelt sich zusehends. Das Interesse der Männer an Yoga steigt, denn mehr als jeder sechste männliche Deutsche interessiert sich für Yoga oder Meditation, mehr als ein Drittel davon zunehmend.[7] Daher werden die Männer in letzter Zeit von der Yogabranche besonders umworben.[8]

Die Fußballnationalmannschaft und ihre Trainer praktizieren inzwischen schon Yoga.[9] Die Spieler Philipp Lahm und Mario Gomez, aber auch Trainer Joachim (»Jogi«☺) Löw und Manager Oliver Bierhoff üben regelmäßig Yoga. Schon vor der Weltmeisterschaft 2006 bot der Yogalehrer Patrick Broome (»Yoga für den Mann«)[10] Gruppen- und Einzelunterricht für die Mannschaft an.

Das Interesse an Yoga hat auch bei Managern deutlich zugenommen, wie die Innervestment-Studie zeigt. Demnach interessiert sich jede fünfte deutsche Führungskraft für Yoga oder Meditation, davon vier von zehn in zunehmend stärkerem Maß, das entspricht mehr als 800 000 Managern. Jeder sechste davon praktiziert Yoga oder Mediation – hauptsächlich um Stress abzubauen und wegen der gesundheitlich positiven Effekte, zum Beispiel bei Rückenproblemen. Fazit der Untersuchung: »Yoga und Meditation ist in deutschen Chefetagen etabliert.«[11]

Yoga als Wirtschaftszweig

Bei dem stark zunehmenden Interesse an Yoga ist es nicht erstaunlich, dass die Wirtschaft diesen Bereich für sich entdeckt hat. Bücher, Zeitschriften, Accessoires, Kurse, Ausbildungsangebote, Yogaurlaub und mehr – insgesamt ein ernst zu nehmender wirtschaftlicher Faktor. In den USA ist Yoga inzwischen ein Wirtschaftszweig mit einem Jahresumsatz von fünf Milliarden Dollar.[12] Während andere Sportarten wie Aerobic oder die »Rückenschule« heute nicht mehr in Mode sind, boomt der Yogamarkt »seit Jahren ungebrochen – mit jährlich zweistelligen Zuwachsraten«.[13] So verzeichnet der inländische Wellness-Tourismus, der mit Yoga und Ayurveda für Kurzzeit-Entspannung wirbt, jährliche Zuwächse von rund zehn Prozent.[14]

Ein Beispiel für die wirtschaftlichen Möglichkeiten des Yoga ist der 1948 in Kalkutta geborene Bikram *Choudhury*. Er kam 1973 in die USA und unterrichtete in Kalifornien seinen speziellen Yogastil: In einem auf etwa 38 Grad Celsius aufgeheizten Trainingsraum wird eine bestimmte Reihenfolge von 26 Yogaübungen in 90 Minuten zweimal durchgeführt – was recht große Beweglichkeit und Fitness erfordert. Hintergrundwissen über Yoga wird hingegen wenig vermittelt. Dieses »Bikram-Yoga« wurde in den USA so beliebt, dass Bikram *Choudhury* seinen Stil – den er selbst mit McDonalds vergleicht – als »Trademark« eintragen ließ und etwa 1 200 Schulen gründete. Auch in Deutschland gibt es heute in mehreren Städten Zweigstellen. Inzwischen ist Bikram *Choudhury* Multimillionär, lebt in Beverly Hills und sammelt Oldtimer.[15]

Die deutsche Yogaschule »Yoga Vidya« ist mittlerweile der größte Yogaanbieter in Deutschland. Zu Yoga Vidya gehören 68 Zweigstellen in Deutschland und Österreich, Seminar- und Ferienhäuser sowie eine eigene Yogalehrer-Ausbildung. Alle Angebote werden in einem Hauptkatalog von 238 Seiten beschrieben.[16] Geschäftsführer ist der 1963 geborene Unternehmersohn und Diplomkaufmann Volker »Sukadev« Bretz.[17] Er lernte Yoga bei Swami Vishnu-Devananda, einem Schüler von Swami Sivananda. In einer Vision beauftragte ihn Swami Sivananda, der damals bereits seit 24 Jahren verstorben war, Yoga »noch mehr mit demokratischen Ideen, humanistischen Idealen und westlicher Wissenschaft« zu verbinden, weil Yoga in der kommenden Weltkultur einen hohen Stellenwert bekommen würde.[18] So leitete Bretz zunächst weltweit einige Yogazentren seines Lehrers Vishnu-Devananda und gründete später in Frankfurt ein eigenes Yogazentrum, aus dem sich die Yoga Vidya Bewegung entwickelte.

2. Die Ausprägungen des Yoga heute

Vier Arten von Yoga

Das Bild des modernen Yoga ist sehr facettenreich, das Angebot von verschiedenen Schulen und Richtungen ist inzwischen fast unübersehbar. Der folgende Überblick zeigt vier generelle Hauptrichtungen des Yoga auf.[19] Eine kurze Darstellung einzelner Yogastile befindet sich im Anhang.

Yoga als Gymnastik und Wellness

In der westlichen Welt ist dies der vorherrschendste Aspekt des Yoga. Viele praktizieren Yoga, um ihre Beweglichkeit und allgemeine Fitness zu verbessern. Sie suchen hier eine Art sanften »Work-out« ohne Muskelkater. So werden in fast allen Volkshochschulen und vielen Sportvereinen gymnastikorientierte Yogakurse angeboten – mit wachsendem Zulauf. Schwangerschafts- und Rückbildungsgymnastik, Yoga für Kinder und andere Yogaformen nutzen (teilweise modifizierte) Körperübungen des Hatha-Yoga. Die meisten modernen Bücher über Yoga erklären verschiedene Yogahaltungen, teilweise mit CD und DVD als Übungshilfe, selten wird der hinduistische Hintergrund des Yoga dargestellt.

Yoga als Entspannung

Für andere ist Yoga weniger Gymnastik als vielmehr eine willkommene Entspannungsmethode. Man sucht nach einer Methode, um ruhiger zu werden, Stress abzubauen und neue Energie zu tanken – und findet sie oft im Yoga. Das Interesse der – mehrheitlich männlichen – Manager am Yoga wurde schon erwähnt,[20] aber auch Frauen schätzen die entspannende Wirkung von Yoga. Laut der Innervestment-Studie nennen Frauen am häufigsten folgende Gründe dafür, dass sie Yoga praktizieren: »Stressabbau, gesundheitlich positive Effekte, mentale positive Effekte (Ruhe, Kraft, Konzentrationsfähigkeit).«[21] In manchen Yogastilen werden dazu Körperübungen angeboten, bei denen die Muskeln kontrolliert gedehnt und entspannt werden, aber vor allem Atemtechniken und Meditationsübungen. Bei manchen Yogaangeboten in Schulen und Betrieben werden auch Entspannungstechniken wie Phantasiereisen mit dem Yoga verbunden.

Yoga als Meditationsweg

Immer mehr Menschen der westlichen Welt suchen nicht nur Entspannung, sondern Besinnung und Meditation. Sie sehen im Yoga eine willkommene Möglichkeit für eine individuelle Spiritualität: Persönliche Meditation unabhängig von einer Gruppe, von Zeit und Ort. Viele, die Yoga mit diesem Schwerpunkt praktizieren, sind fasziniert von der jahrtausendealten Tradition des Yoga und erhoffen sich von Yogalehrern fachkundige Anleitung für die Meditation. »Meditation ist ohne Zweifel DAS Herzstück des Yoga«, stellt Anna Trökes fest: Alles, was Yogalehrer über die Jahrhunderte überliefert haben, sei »von ihnen im Zustand der Meditation geschaut und erfahren worden.«[22] So wurde auch das Ziel des Yoga am Anfang der klassischen Yoga-Sutra deutlich formuliert: »Yoga ist jener innere Zustand, in dem die seelisch-geistigen Vorgänge zur Ruhe kommen«.[23] In manchen Yogastilen wie dem Integralen Yoga verwendet man kaum Körperübungen, sondern konzentriert sich auf Atem- und Meditationstechniken. Die meditativen Formen des Yoga sind deutlich mehr von der hinduistischen Weltanschauung geprägt als die beiden ersten Formen.

Yoga als religiöse Gruppenerfahrung

Manche kommen zum Yoga, weil sie von einem Bekannten zu einer Yogagruppe eingeladen wurden. Sie kommen öfter, finden Anschluss und werden immer mehr von den Werten und Zielen der Gruppe geprägt. Dazu gehören meistens die Anerkennung einer geistlichen Autorität – meist ein indischer »Guru« – feste Meditationszeiten, ein vegetarischer Lebensstil, Mantra-Singen und viel Einsatz für die Gruppe. Ein derartiger »denominationeller Yoga« mit sektenartigem Charakter findet sich bei manchen Guru-Bewegungen wie der frühen Transzendentalen Meditation, bei Sri Chinmoi oder zum Teil im Sivananda-Yoga.

Wenn hier einzelne Yogastile genannt wurden, dann zeigt das jeweils eine Tendenz an, eine genaue Eingruppierung verschiedener Richtungen ist kaum möglich.

Die Verwandten des Yoga: Pilates und Co.

Pilates ist eine Gymnastik-Methode, die in den letzten Jahren deutlich an Popularität gewann.[24] Der Deutsche Joseph Pilates (1880–1967) entwickelte aus Turnübungen, Yoga und Tai Chi eine Methode, mit der er erfolgreich Verletzte und Kranke wieder mobil machen konnte. 1926 eröffnete er ein Studio in New York und behandelte Tänzer, Schauspieler und Sportler. Die Pilates-Übungen dienen der Muskelstärkung und -dehnung und fördern die allgemeine Beweglichkeit. Da Joseph Pilates Anregungen aus dem Yoga übernommen und mit Erkenntnissen aus Gymnastik, Sport und Rehabilitation verbunden hat, sind manche Pilatesübungen den Yogastellungen zum Verwechseln ähnlich. Daher heißen Varianten von Pilates auch »Yoga-Pilates« oder »Yogilates«. Da Pilates völlig ohne weltanschaulichen Hintergrund auskommt, ziehen es manche dem Yoga vor.

Es gibt noch eine Reihe anderer Trainingsverfahren, die Ähnlichkeiten zum Yoga aufweisen. Anna Trökes ist als Autorin vieler Yogabücher und als Vorstandsmitglied im Berufsverband Deutscher Yogalehrer (BDY) die profilierteste Yogaexpertin in Deutschland.[25] Neben ihrer jahrzehntelangen Yogapraxis hat sie auch Feldenkrais,[26] Body-Mind-Centering, Rückenschule und »Rückenbraining« studiert und nutzt ihre Kenntnisse für den Yogaunterricht. Wie sie haben offenbar einige Yogalehrer auch Kenntnisse in anderen Verfahren. Sowohl die Rückenschule als auch manche Yogaübungen stärken die Rückenmuskulatur, und manchmal ist es angebracht, eine anspruchsvolle Yogastellung schonend durch eine fördernde Rückengymnastik vorzubereiten.

Das Autogene Training als »rationalisierter Yoga«

Das Autogene Training wurde von dem Nervenarzt Johannes H. Schultz (1884–1970) als eine Form der »Konzentrativen Selbstentspannung« in den dreißiger Jahren des zwanzigsten Jahrhunderts entwickelt und ist heute ein anerkanntes psychotherapeutisches Verfahren. Mit der durch Autosuggestion induzierten Muskelentspannung (»Beide Arme sind ganz warm.«) wurden zunächst Neurosen und psychosomatische Erkrankungen wie Magengeschwüre behandelt. Inzwischen wird Autogenes Training auch von Managern und Sportlern zur Entspannung und Leistungssteigerung eingesetzt. Weniger bekannt ist, dass Schultz wesentliche Anregungen aus dem Yoga übernommen hat. Er hatte in den dreißiger Jahren in Berlin Kurse des Yogalehrers Boris Sacharow besucht[27] und schrieb 1932 in einem Artikel: »In diesem Sinne darf das autogene Training als physiopsychologisch rationalisierter und systematisierter Yoga bezeichnet werden ...«[28] Im Vorwort seines 1932 erschienenen Hauptwerks »Das Autogene Training« weist Schultz darauf hin, dass »Verbindungen« zu Yoga und anderen Formen bestehen und geht in einem späteren Kapitel auch auf Einzelheiten ein. Er sieht Ähnlichkeiten bei der liegenden Haltung sowie den weiteren Stufen des Yoga mit Atemkontrolle, »Einziehung der Sinnesorgane« und Außenabkehr.[29] Doch Schultz bemühte sich, dies als Vergleichspunkte darzustellen, und stritt ab, dass sein »Autogenes Training« etwas aus dem Yoga übernommen hat.[30] So schuf er mit dem Autogenen Training einen »rationalisierten Yoga« ohne den ursprünglich hinduistischen Hintergrund. Das wurde in der wissenschaftlichen Welt gut angenommen. Zusammenfassend kann man sagen: »Pilates« hat die Körperübungen des Yoga säkularisiert, das »Autogene Training« die Yogameditation.

II. Hintergründe des modernen Yoga

Das folgende Kapitel behandelt die geschichtlichen und philosophischen Wurzeln des Yoga. Wer mehr an der Yogapraxis interessiert ist, findet dies in den darauf folgenden Abschnitten über den klassischen Yoga und den Hatha-Yoga, von denen die Yogapraxis bis heute geprägt ist.

1. Yoga als religiöses und philosophisches System

Die Frühzeit des Yoga

Während man früher annahm, dass indogermanische Einwanderer, die vom Norden her nach Indien kamen, bereits frühe Formen des Yoga kannten und in Indien einführten, weisen neuere Forschungen darauf hin, dass bereits die indischen Ureinwohner Frühformen des Yoga kannten.[31] Es gibt mehr als 3 000 Jahre alte Darstellungen von auf dem Boden hockenden Menschen, in denen manche sitzende Yogis erkennen wollen.[32] Die ältesten heiligen Schriften Indiens, die Veden (etwa 1 500 bis 900 v. Chr.), enthalten noch keine Bezüge auf Meditation oder Yoga. Jedoch gab es in dieser Zeit schon »heilige Männer« (Rishis), die den Göttern ihre Verehrung durch extreme Askese und Körperbeherrschung zeigten – Züge, die sich auch im späteren Yoga finden. In den Upanishaden, Lehrschriften am Ende der Veden (etwa 800 bis 300 v. Chr.), geht es mehr um religiöse Erörterungen und spirituelle Erfahrungen. Hier finden sich erste Hinweise auf Yoga, und zwar Angaben über verschiedene Yogapraktiken wie die Sitzhaltung, die Atemkontrolle oder die Meditation. Die Erlösung wird nun nicht mehr nur durch Ritus und Opfer, sondern auch auf individuelle Weise ermöglicht.

Bei der Erlösungsvorstellung im Hinduismus sind die Konzepte von Karma und Reinkarnation grundlegend: »Karma« bedeutet im altindischen Sanskrit »Werk« oder »Tat« und dann auch das Gesetz von Ursache und Wirkung: Jede Tat im Leben hat Konsequenzen für das nächste Leben. Dort wird man je nach Karma-Bilanz als ein niedrigeres oder höheres Lebewesen wiedergeboren. Während der Gedanke der Reinkarnation (»Wieder-Fleischwerdung«) für viele westlich geprägte Menschen eine Hoffnung auf ein nächstes Leben beinhaltet, verstehen Hinduisten ihn als etwas Negatives: Schließlich sei es das Ziel des Menschen, aus dem endlosen und unbarmherzigen Rad der Wiedergeburten (*samsara*) auszutreten und in der Verbindung mit dem Göttlichen die Befreiung davon zu erreichen. Dabei ist die »Erlösung« (*moksha*) im Hinduismus eher eine »Auflösung«: Das individuelle Selbst (*atman*) löst sich im göttlichen Urgrund (*brahman*) auf, wie sich ein Tropfen im Meer auflöst.

Wege zur Erlösung

»Yoga« wird im Hinduismus nicht nur für die Yogameditation verwendet, sondern hat auch die Bedeutung von »Erlösungsweg« bekommen. Die Bhagavad-Gita, der »Gesang des Erhabenen« ist ein Teil des großen indischen Nationalepos Mahâbhârata[33] und ist um 200 v. Chr. bis 200 n. Chr. entstanden. Sie ist die bekannteste religiöse Schrift Indiens, wurde von indischen und westlichen Gelehrten verehrt und hat eine Vielzahl von Übersetzungen und Kommentaren hervorgebracht. In der Bhagavad-Gita lehrt Krishna als Verkörperung Vishnus den Kriegsherren Arjuna über die Grundlagen des rechten Handelns. Dabei nennt er drei prinzipielle Erlösungswege, die jeweils mit dem Oberbegriff »Yoga« bezeichnet, die aber nicht mit dem uns bekannten Yoga verwechselt werden sollten:[34]

1. Der Karma-Yoga, der »Erlösungsweg der Taten«: Hier geht es darum, schlechte Handlungen (und damit schlechtes Karma) zu vermeiden und durch gute Taten und Pflicht-

erfüllung ein gutes Karma zu schaffen. Das Ziel ist der Zustand der Erleuchtung, in dem das Gesetz des Karma ganz aufgehoben wird.

2. Der Bhakti-Yoga, der »Erlösungsweg der Hingabe«: Durch vollkommene Hingabe versucht man, die Verbindung zu einem hinduistischen Gott herzustellen, um durch diesen erlöst zu werden. Dies geschieht durch intensive geistige Beschäftigung mit der Gottheit, durch Blumenopfer, Rituale, Gebete, Lobgesang und Mantra-Rezitation. Die Hingabe kann auch einem bestimmten Guru gegenüber geschehen.[35] Ein bekanntes Beispiel für den Heilsweg des Bhakti ist die Hare-Krishna-Bewegung, bei der sich die Krishna-Jünger durch unaufhörliches Mantra-Singen in Ekstase bringen.
3. Der Jnana-Yoga, der »Erlösungsweg der Erkenntnis«: Hier wird die Erlösung auf dem Weg des Wissens und der Erkenntnis (»Jnana«)[36] gesucht, indem man sich in die heiligen Schriften und die hinduistische Philosophie vertieft. In der Advaita-Lehre besteht die erlösende Erkenntnis darin, dass man als Individuum (Atman) mit dem Kosmos und mit dem Göttlichen (Brahman) eins ist und dass die Materie und unsere Wahrnehmung eigentlich keine Realität ist, da alles letztlich aus göttlichem Geist besteht.[37] Jnana-Yoga ist die Grundlage für den Buddhismus, den klassischen Yoga, den Hatha-Yoga und den Tantrismus.

Yoga als Wegbereiter des Buddhismus

Der Begründer des Buddhismus, Siddharta Gautama, lebte im fünften Jahrhundert v. Chr.; über sein Leben gibt es manche Legenden, aus denen man etwa folgenden historischen Kern herausschälen kann:[38] Als reicher Fürstensohn wurde er von Leid, Tod und Krankheit ferngehalten, doch bei einem Ausflug erkannte er die Realität dieser Dinge. Die Begegnung mit einem Asketen oder Yogi brachte ihn dazu, seinen Reichtum zu verlassen und als Yogi durch die Gegend zu ziehen. Er betrieb Meditation und strenge Askese, bis er die Erleuchtung hatte, die den Anfang des Buddhismus markierte und ihm den Ehrennamen »Buddha« (Erleuchteter) einbrachte.

Gautama übernahm aus dem Hinduismus neben den Gedanken von Karma und Reinkarnation auch viele Inhalte des Yoga seiner Zeit. Wie der Religionswissenschaftler Eliade schreibt, wies Buddha die Yogatradition nicht zurück, sondern vervollständigte sie.[39] So betonte Buddha die Notwendigkeit der Meditation, um zur Erlösung zu kommen, sehr und empfahl dabei verschiedene Yogatechniken. Buddhistische Gedanken wirkten aber auch zurück auf den hinduistischen Yoga, wie man beim klassischen Yoga der Yoga-Sutra des Patanjali sehen kann.

Yoga als philosophisches System

Kurze Zeit nach der Entstehung des Buddhismus entwickelte sich im Hinduismus die Lehre der »Samkhya«, die zu den sechs anerkannten philosophischen Systemen des Hinduismus (»Darshanas«) gehört.[40] Die Samkhya-Philosophie bildet die Grundlage des klassischen Yoga und lehrt eine Art Dualismus von Geist und Natur: Der geistige Wesenskern des Menschen (*purusha*) ist vom Urgrund aller Dinge (*prakriti*) und der aus ihr gewordenen Welt getrennt.[41] Der Geist weiß nichts von sich selbst und kann seine Denkfunktionen nicht von seinem Wesen unterscheiden. So ist er in Unwissenheit versklavt, bis er erkennt, dass alles, was er für Wirklichkeit hält, nur Erscheinungsformen des Materiellen sind, und dass er selbst nicht materiell gebunden ist.[42] Auch wenn diese Samkhya-Philosophie die Grundlage des klassischen Yoga des Patanjali bildet, gibt es manche Unterschiede dazu. Bei der Samkhya-Philosophie kommt die Befreiung durch die Erkenntnis, im klassischen Yoga auch durch Yogaübungen.[43] Samkhya ist prinzipiell atheistisch, der klassische Yoga geht jedoch von einem höchsten Geist oder Gott (»Ishvara«) aus, weshalb die Yogalehre manchmal auch als »theistisches Samkhya« bezeichnet wird.[44]

Die Samkhya-Lehre, das dualistische Fundament des klassischen Yoga, wurde jedoch im Laufe der Zeit durch die monistische Vedanta-Lehre verdrängt, einem anderen der sechs anerkannten Systeme. Nach der Vedanta-Lehre bestehen Materie und Geist letztlich aus der gleichen, nämlich geistigen, Substanz, die materielle Welt ist letztlich eine Illusion. Da die Vedanta-Lehre den modernen Hinduismus geprägt hat, geht auch die moderne Yogalehre von der All-Einheit aus: Ziel des neohinduistischen Yoga ist demnach, zu erkennen, dass die Materie letztlich auch eine geistige Substanz ist, um sich in der All-Einheit aufzulösen. Dieser monistische Zug gehört jedoch nicht wesensmäßig zum Yoga, wie viele heute meinen.

2. Der klassische Yoga

Die Bedeutung von »Yoga«

Der klassische Yoga, der etwa ab 200 v. Chr. entstanden ist, basiert auf der eben dargestellten geschichtlichen und philosophischen Entwicklung und ist wiederum Grundlage für viele weitere Ausformungen des Yoga bis in die heutige Zeit. Der grundlegende Lehrtext des klassischen Yoga ist die Yoga-Sutra (»Yogaleitfaden«), die in der Zeit von 200 vor bis etwa 400 nach Chr. entstanden ist und dem indischen Autor Patanjali zugerechnet wird.[45] Gleich am Anfang der Yoga-Sutra, die aus 195 kurzen Versen besteht, wird das Ziel des Yoga so definiert: »Yoga ist jener innere Zustand, in dem die seelisch-geistigen Vorgänge zur Ruhe kommen.« Oder: »Yoga ist die Unterdrückung der Bewusstseinstätigkeiten.«[46] Das Sanskrit-Wort »Yoga« bedeutet sowohl »Joch« als auch »Anspannen, Verbindung, Vereinigung« und ist über die indoeuropäische Sprachfamilie mit dem lateinischen »iugum«, dem englischen »yoke« und dem deutschen »Joch« verwandt. Damit wird Yoga im Sinn von »Anspannen« der Kräfte oder »Vereinigung« des Geistes mit dem göttlichen Urgrund verwendet.[47]

Der Indologe Erich Frauwallner definiert Yoga so: »Unter Yoga versteht der Inder das Streben, vermittels systematischer Schulung des Körpers und Geistes auf dem Wege innerer Sammlung durch unmittelbares Schauen und Erleben die erlösende Erkenntnis oder die Erlösung selbst zu erlangen. Er ist also keine Lehre, sondern eine Methode, und kann als solche mit den verschiedensten Lehren in Verbindung treten.«[48] Damit wird Yoga deutlich als ein Erlösungsweg bezeichnet. Wie eine »systematische Schulung des Körpers und Geistes« genauer aussieht, wird im Folgenden beschrieben.

Der Stufenweg des Yoga

Die acht Stufen der Yoga-Sutra

Der ursprüngliche Yoga war nicht einfach eine Praxis, sondern ein Übungsweg mit konkreten Schritten und einem klaren Ziel. In der Yoga-Sutra werden die »acht Glieder« (*ashtanga*)[49] des Yoga erwähnt, die man auch als Treppe beschreiben kann: Eine Stufe bildet die Grundlage für die nächsthöhere Stufe, die obersten Stufen sind nur zu erreichen, wenn man eine Stufe nach der anderen aufsteigt.

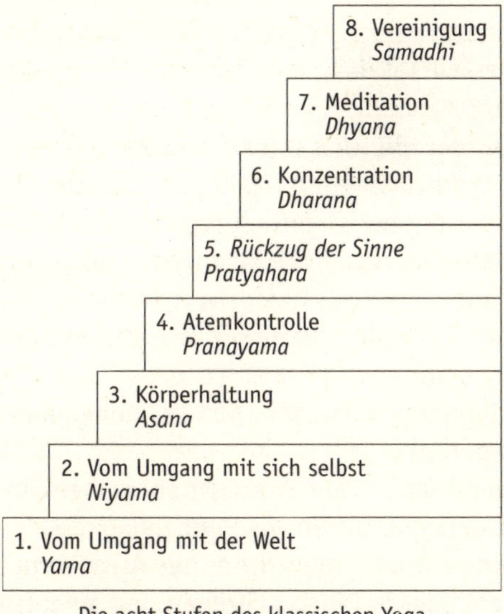

Die acht Stufen des klassischen Yoga

1. Vom Umgang mit der Welt – Yama

Dies stellt das ethische Fundament für die Praxis des Yoga dar. »Moralische Integrität gilt als unverzichtbare Vorbedingung jeder erfolgreichen Yogapraxis«, erklärt Feuerstein.[50] Bei dieser ersten Stufe werden folgende fünf Prinzipien oder Gebote genannt:

1. Gewaltlosigkeit – *Ahimsa*: Anderen kein Leid zufügen, kein Lebewesen töten – und damit ursprünglich auch: Vegetarisch leben.
2. Wahrhaftigkeit – *Satya:* Aufrichtigkeit, Integrität, ehrlich und offen reden; Einheit von Gedanken, Wort und Tat.
3. Nicht stehlen – *Asteya:* Nicht etwas nehmen, das einem nicht gegeben wurde.
4. Keuschheit – *Brahmaacharya:* Sexuelle Enthaltsamkeit, teilweise auch Ehelosigkeit.
5. Begierdelosigkeit – *Aparigraha:* Materielle Güter nicht annehmen und nicht haben wollen; nur haben, was man wirklich braucht.

Das Befolgen dieser Regeln soll dem Yogaübenden spirituelle Kraft geben und auf dem Weg zur Erleuchtung weiterhelfen.

2. Vom Umgang mit sich selbst – Niyama

Während sich die erste Stufe (*yama*) hauptsächlich auf das Verhalten anderen gegenüber bezieht, geht es bei der zweiten Stufe (*niyama*) um den Umgang mit sich selbst, um innere Werte:

1. Reinheit – *Shauca*: Reinheit des Körpers und des Denkens.
2. Zufriedenheit – *Santosha*: Sich zufriedengeben mit dem, was man hat.
3. Selbstdisziplin – *Tapa*: Ausdauerndes Üben bis hin zur Askese, also dem Ertragen von Hunger, Durst, Hitze und Kälte.
4. Studium – *Svadhyaya*: Studium, Auswendiglernen und Rezitieren der heiligen Schriften und Mantras.

5. Verehrung der göttlichen Macht – *Ishvara-Pranidhana*: Sich Gott (*Ishvara*) hingeben, traditionell auch durch Opfer und Rituale.

3. Körperhaltung – Asana

In der Yoga-Sutra (2,46) wird nur eine »feste, angenehme Sitzhaltung« beschrieben, die die Meditation ermöglichen soll. Dabei handelt es sich wahrscheinlich um den Lotossitz. »Asana«, das Sanskrit-Wort für die Yogastellung, enthält die Wortwurzel »*as*« für »sitzen«. Daran wird deutlich, dass Yoga ursprünglich eine Meditationsform war, in der es nicht auf besondere Körperübungen ankam. Diese kamen erst mehr als 1 000 Jahre später im Hatha-Yoga auf, der später behandelt wird.

4. Atemkontrolle – Pranayama

Die Atemkontrolle ist wichtig zur Vorbereitung des Körpers auf die Meditation. »Pranayama« bedeutet »Atemkontrolle« oder »Steuerung der Lebensenergie« – da »Prana« sowohl Atem als auch Lebensenergie bedeuten kann.[51] Im späteren Hatha-Yoga kennt man verschiedene Atemtechniken, die unterschiedliche Wirkungen auf Körper und Geist haben sollen.

5. Rückzug der Sinne – Pratyahara

Nun erfolgt das Zurückziehen der Sinne, das heißt, sich nicht mehr durch Sinneseindrücke ablenken zu lassen. Im Idealfall soll man bei der Meditation nicht mehr spüren, wie man sitzt, und nichts mehr hören oder schmecken. Danach kommen die letzten drei Stufen, die zusammen die höchste Stufe des Yoga bilden und manchmal auch »Raja-Yoga« (königliches Yoga) genannt werden.[52]

6. Konzentration – Dharana

Danach kann die nächste Stufe erfolgen, die Konzentration. Oft konzentriert man sich auf einen Punkt oder einen Gedanken – um die anderen Gedanken zum Verschwinden zu bringen.

7. Meditation – Dhyana

In dieser Stufe kommen der Geist und die Gedanken zur Ruhe; man gelangt ins Stadium der Versenkung.

8. Vereinigung – Samadhi

Dies ist die letzte Stufe des Acht-Stufen-Wegs, das Ziel des Yoga: Frei zu sein von Körpergefühl, Emotionen und Gedanken, wenn sich das Subjekt und das Objekt der geistigen Wahrnehmung vereinigen.

Wunderkräfte durch Yoga

Was die Yoga-Sutra verspricht

Das dritte Kapitel der Yoga-Sutra beschreibt ausführlich, dass die fortgeschrittene Meditationstechnik auch zu übernatürlichen Kräften (*siddhi*) führen kann. Dazu gehört das Wissen über Vergangenes und Zukünftiges, über frühere Geburten und die Gedanken anderer Menschen, über entfernte Dinge oder den Gang der Gestirne oder auch die Fähigkeit, sich unsichtbar, kleiner oder größer zu machen, schnell große Entfernungen zu überbrücken, auf dem Wasser zu gehen oder zu schweben.[53] Laut Yoga-Sutra (4,1) kann man diese übernatürlichen Fähigkeiten auch durch Drogen, Anrufung von Göttern und Askese bekommen, wobei die Yogameditation der erstrebenswerteste Weg sei. Die Wunderkräfte würden sich hier gewissermaßen als Nebenprodukte von selbst einstellen.[54] »Die aufgezählten Praktiken laufen auf schwarze Magie hinaus«, konstatiert der Yogaexperte Feuerstein,[55] der Yogi wird damit zum Magier. Dies unterstreicht der Religionswissenschaftler Eliade:

> »Doch wurde generell der Yogi immer auch als ›Magus‹ gesehen, der spezielle Fähigkeiten besitzt, insbesondere die Macht des Segnens und Verfluchens. Moderne Schüler neigen zwar dazu, die magische Dimension des Yoga abzustreiten, aber sie ist dennoch ein integraler Bestandteil yogischer Erfahrung. Warum sonst würde Patanjali den paranormalen

Kräften (siddhi) ein komplettes Kapitel in seinem Yoga-Sûtra widmen?«[56]

Der bekannte indische Yogalehrer Iyengar gibt zu bedenken: Wer Yogameditation betreibt, »darf jedoch diese Kräfte nicht als das Ziel seines Strebens ansehen. Einem Außenstehenden mögen sie als große Errungenschaften erscheinen, doch für den Sadhaka (Meditierenden; Anmerkung JK) selbst sind sie nur Störungen seines Samadhi.« So warnt Iyengar deutlich vor dem Missbrauch dieser Kräfte: »Wer sich auf Siddhis etwas einbildet und sie zum Selbstzweck macht, gleitet unweigerlich in Chaos und Katastrophe ab.«[57]

Übernatürliche Kräfte durch Yoga heute

Dass die aufgeführten übernatürlichen Kräfte nicht nur Legenden sind, zeigen neuzeitliche Beispiele. Vor einiger Zeit ging die Nachricht durch die Presse, dass der indische Yogi Prahlad Jani seit 70 Jahren nichts mehr gegessen und getrunken hat. Als man ihn in einem Krankenhaus untersuchte und einige Tage unter Beobachtung stellte, konnte man ausschließen, dass er etwas zu sich nahm. Während sich die Mediziner diesen Fall nicht erklären konnten, meinte der Yogi selbst, die Göttin Amba Mata habe ihn auf übernatürliche Weise durch ein Loch im Gaumen ernährt.[58]

Swami Vishnu-Devananda behauptet, man könne die Prana-Lebensenergie in seinem Solarplexus speichern und dann durch Handauflegung andere Menschen heilen.[59] Der indische Yogi Hariharananda berichtet, ihm sei zweimal der verstorbene Yogi Babaji erschienen: Dieser habe ihn gesegnet und prophezeit, dass er Kriya-Yoga in Ost und West bekannt machen würde.[60] Die »Transzendentale Meditation«, die westlich orientierte Yogarichtung des Maharishi Mahesh Yogi, bot sogar »Siddhi-Kurse« an, durch die die Meditierenden schweben lernen oder andere übernatürliche Fähigkeiten erwerben konnten – was jedoch nie demonstriert wurde.[61]

Viele Yogaübende heute haben jedoch noch nie etwas von den übernatürlichen Kräften gehört, die man durch Yogameditation bekommen soll – obwohl sie sowohl in der klassischen Yoga-Sutra als auch bei modernen Yogalehrern erwähnt werden. Sie passen eben kaum in ein aufgeklärtes Weltbild, wie auch der indische Yogalehrer Iyengar feststellt.[62] Welche Gefahren mit diesen Phänomenen verbunden sind und wie sie aus christlicher Sicht erklärt werden können, wird uns später beschäftigen.

3. Der Hatha-Yoga

Das Grundkonzept: Energie

In der westlichen Welt wird häufig ein körperbetonter Yoga praktiziert, und in Yogabüchern findet man Abbildungen von vielen, teils abenteuerlichen Körperhaltungen. Diese gehören jedoch nicht zum klassischen Yoga des Patanjali, sondern sind Teil des viel späteren Hatha-Yoga, der Grundlage von vielen modernen Yogarichtungen. Doch manche davon haben sich schon so weit vom ursprünglichen Hatha-Yoga entfernt, dass die bekannte Yogaexpertin Anna Trökes klagt: »Gerade der Hatha-Yoga ist in der westlichen Welt teilweise bis zur Unkenntlichkeit vulgarisiert worden und scheint zu einem reinen Körperübungssystem verkommen zu sein. Keine Woche vergeht, in der man nicht in irgendeinem Frauen-, Gesundheits-, Fitness- oder Lifestyle-Magazin irgendetwas über Yoga liest.«[63]

Im Folgenden wird der Hatha-Yoga etwas ausführlicher dargestellt, weil viele Inhalte davon auch in modernen Yogastilen vorkommen. Hatha-Yoga ist zwar körperbetont, sein Grundkonzept ist jedoch die spirituelle Energie des Menschen. Nach der gängigen Deutung leitet sich »Hatha« von »ha« (Sonne) und »tha« (Mond) ab, zwei Polaritäten wie auch männlich und weiblich, die durch den Yoga in Balance gebracht werden sollen. Doch die Silben »ha« und »tha« bedeuten keineswegs Sonne und Mond, wie dies häufig zu lesen ist, sondern »Hatha« bedeutet »Gewalt, Anstrengung«. Daher ist Hatha-Yoga der »Yoga der gewaltsamen Anstrengung«:[64] »Traditionellerweise gilt daher Hatha-Yoga als die kraftvolle Bemühung, die dem Körper innewohnende Lebensenergie zu benutzen, um das Ich zu transzendieren und das Eine Selbst zu verwirklichen.«[65]

Hatha-Yoga ist um das 10. bis 12. Jahrhundert n. Chr. entstanden. Als eigentlicher Begründer gilt der bengalische Asket Gorakhnat, der wohl im 12. Jahrhundert gelebt hat, die Hauptschrift ist die »Hatha-Yoga-Pradipika«, die wohl aus dem 15. Jahrhundert stammt.[66] Im Hatha-Yoga wurden vor allem die Einflüsse des Tantrismus wirksam: Hier wird der Körper nicht mehr als zu überwindendes Übel gesehen, sondern als »Ort der Wahrheit«, als ein nutzvolles Instrument, um Erkenntnis zu gewinnen und in der Meditation erfolgreich zu sein. Dazu sollen die Körperübungen, aber auch bestimmte Diätregeln dienen.[67] Ursprünglich war das Ziel des Hatha-Yoga, einen »göttlichen Körper« heranzubilden, um dadurch seinen Geist zu transzendieren.[68]

Tantrismus und Hatha-Yoga lehren ein System von verschiedenen Energien im Körper, die in Balance gehalten werden müssen.[69] Durch Körper- und Atemübungen soll die Lebensenergie aktiviert und vermehrt werden. Die Lebensenergie wird dabei als weiblich verstanden und mit der Göttin Shakti gleichgesetzt, deren Ziel es ist, sich mit Gott Shiva zu vereinigen. Trökes schreibt dazu: Der »Hatha-Yoga ist ursprünglich in ein religiöses Weltbild eingebunden und zwar in das des Shivaismus. Dieser Yogaweg gilt in Indien als von Gott Shiva geoffenbart und zeigt Methoden auf, den Übenden zur Einheit mit Gott zurückzuführen.«[70] Diese Vereinigung der männlichen und weiblichen Energie wird teilweise auch durch bestimmte Sexualpraktiken angestrebt.[71] Die wichtigsten Methoden des

Hatha-Yoga (Körperhaltung (Asana), Atemkontrolle (Pranayama), Chakra, Mantra und Mudra) sind für viele moderne Yogastile grundlegend und werden im Folgenden näher beschrieben.

Die Körperhaltungen – Asana

Dafür ist Yoga bekannt

Die Körperhaltungen sind wohl das Merkmal, das die meisten Menschen mit Yoga identifizieren. In Yogabüchern und -videos sieht man meist, wie wohlgeformte und gelenkige Menschen verschiedene Haltungen einnehmen und dabei eine unglaubliche Beweglichkeit zeigen. Was für den einen eine ästhetische Gymnastik ist, stellt für den anderen eine abenteuerliche Verrenkung dar. Wer als Ungeübter versucht, diese Haltungen nachzumachen, wird meist frustriert – wenn nicht sogar verletzt. Jedenfalls wird in vielen Yogabüchern darauf hingewiesen, dass die Körperübungen nicht ohne persönliche Anleitung, nicht ohne Vorbereitung und nicht zu schnell durchgeführt werden sollten. Kaum einen Hinweis findet man jedoch darauf, dass es oft Monate und Jahre dauert, bis man eine entsprechende Beweglichkeit und Kraft entwickelt hat, bestimmte Yogastellungen auf angenehme und gefahrlose Weise einnehmen zu können. Durch die Übungen werden willkürliche und unwillkürliche Muskeln gestärkt, die Bänder gedehnt, die Motorik verbessert und das Gleichgewicht gestärkt. Anders als in anderen Sportarten gibt es keine raschen und heftigen Muskelbewegungen und man bekommt selten einen »Muskelkater« – da Muskeln und Bänder langsam entwickelt werden.[72] Gerade das macht Yoga als »sanften Work-out« für viele attraktiv.

Das klassische Yoga kennt nur eine einzige Körperhaltung – das Sitzen im Lotossitz. In der »Hatha-Yoga-Pradipika« werden 15 Stellungen beschrieben, in der späteren »Gheranda-Samhita« dann 32.[73] Nach der Yoga-Sutra soll die Haltung »fest und angenehm« sein,[74] also stabil und unverkrampft.

Diese Charakterisierung lässt sich auch auf die vielen weiteren Körperstellungen übertragen, die später entwickelt wurden. Im Folgenden werden einige leichtere Yogastellungen erklärt[75] – was jedoch nur als Beschreibung und nicht als Übungsanleitung zu verstehen ist. In der Praxis sind teilweise besondere Vorbereitungen nötig. Durch das Üben ohne eine kompetente Anleitung kann es zu Gesundheitsschäden kommen!

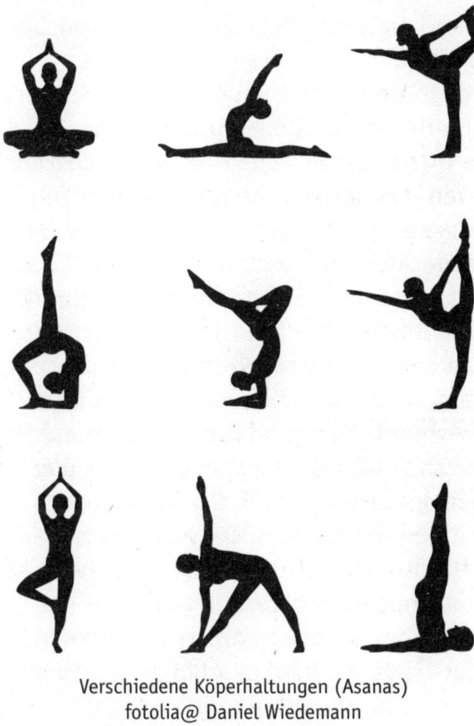

Verschiedene Köperhaltungen (Asanas)
fotolia@ Daniel Wiedemann

Schneidersitz (*Sukhasana*): Man sitzt mit gekreuzten Beinen und geradem Rücken auf dem Boden.

Halber Lotossitz (*Ardha Padmasana*): Ähnlich wie Schneidersitz, nur dass ein Fuß auf dem gegenüberliegenden Oberschenkel ruht, der andere auf dem Boden.

Lotossitz (*Padmasana*): Dies ist wohl die bekannteste sitzende Yogahaltung. Die Füße liegen auf den gegenüberliegenden Oberschenkeln und die Unterschenkel überkreuzen sich.

Fersensitz (*Vajrasana*): Man sitzt aufrecht auf den Fersen, die parallel nebeneinander liegenden Schienbeine berühren den Boden.

Hund (*Adho Mukha Shvanasana*): Die Fußsohlen und die Handflächen berühren den Boden, sowohl die Beine als auch der Rücken mit Hals und Kopf sind gerade und bilden insgesamt ein Dreieck.

Katze (*Marjariasana*): Vierfüßlerstand. Die nach vorn zeigenden Hände berühren den Boden in Schulterbreite, die Knie in Hüftbreite. In der dynamischen Form wird der Rücken nach oben gebogen und der Kopf nach unten eingezogen und umgekehrt. In der gestreckten Form wird jeweils ein Arm und ein Bein ausgestreckt.

Sphinx (*Bhujangasana*): Man liegt auf dem Bauch, die Beine zusammen und legt die Hände in Höhe des Halses auf den Boden. Dann streckt man den Oberkörper nach oben, während die Unterarme leicht weiter auf dem Boden liegen.

Pflug (*Halasana*): Man ruht auf Schultern und Nacken, die ausgestreckten Beine berühren mit den Zehenspitzen den Boden hinter dem Kopf.

Totenhaltung (*Shavasana*): Man liegt auf dem Rücken, die Beine etwas auseinander, die Hände etwas vom Körper entfernt, Handflächen nach oben.

Sonnengruß (*Surya Namaskar*): Der Sonnengruß oder das Sonnengebet ist eine geläufige Abfolge von zwölf Yogapositionen.[76]

Mehr als Gymnastik …

Diese Körperhaltungen haben im ursprünglichen Yoga nicht die Funktion, Verspannungen zu lösen und die Beweglichkeit zu fördern – sie sollen dazu dienen, »spezielle innere Erfahrungen zu ermöglichen«, und letztlich auf die Meditation vorbereiten.[77] So heißt es schon in der Yoga-Sutra (2,47): »*Die Vollendung eines Asana ist erreicht, wenn es mühelos ausgeführt wird und man über das unendliche Sein meditiert.*«[78] Die körperliche Ebene ist nur der erste Schritt, dem die innerliche Durchdringung und dann die Meditation folgt, wie der indische Yogi Iyengar lehrt. »Vollendung im Asana bedeutet reine Glückseligkeit.«[79]

Darüber hinaus haben die Stellungen auch einen symbolischen Charakter, der manchmal in der Yogaliteratur auch erklärt wird:[80] »Jede Yogaposition ist ein Symbol. Viele Asanas sind nach Tieren benannt und gehen auf alte Mythen zurück. Wenn der Körper eine Yogaübung gestaltet, begibt sich auch der Geist in die Form der damit verbundenen Symbolik. Jedes Asana wird so zu einem poetischen Ausdruck, einem Bild.«[81] Der Religionswissenschaftler Mircea Eliade erklärt in seinem umfassenden Werk über Yoga, die Asanas hätten »in sich selbst eine religiöse Geltung«, indem der Yogaübende (Yogin) eine lebende Götterstatue wird.« Für ihn ist eine Yogastellung (Asana) keine natürliche menschliche Haltung, im Gegenteil:

> »Das *âsana* ist der erste konkrete Schritt zur Aufhebung der menschlichen Existenzmodalitäten. Fest steht auf jeden Fall, dass durch die unbewegliche, hieratische Stellung des Körpers eine andere, nichtmenschliche Verfassung nachgeahmt werden soll. Der Yogin im Zustand des *âsana* kann einer Pflanze oder einem Götterbild gleichgesetzt werden, keinesfalls aber einem Menschen, der ja seiner Definition nach ein bewegliches, unruhiges, arhythmisches Wesen ist.«[82]

Von daher erschließen sich hinter einer oft als gymnastisch angesehenen Yogaübung weitere, auch spirituelle Dimensionen, was jedoch vielen Übenden – und auch manchen Yogalehrern – nicht bekannt sein dürfte.

Die Atemkontrolle – Pranayama

Atemtechnik

Für die Praxis des Yoga ist nicht nur die korrekte Ausführung von Yogahaltungen wichtig, sondern auch die richtige Atemtechnik. Beim klassischen Yoga wird die Atemtechnik als nächste Stufe nach den Körperstellungen genannt. Zuerst erfolgt die Beobachtung des Atems, eine grundlegende Methode zur Entspannung, die auch beim Autogenen Training angewandt wird. Danach kommt die Atemkontrolle, wobei es je nach Yogarichtung verschiedene Techniken gibt. Im Hatha-Yoga wird die Pause nach dem Ausatmen vermieden, stattdessen atmet man lange aus und danach wieder ein. Eine gute Ausatmung soll bewirken, dass beim Einatmen mehr unverbrauchte Luft in die Lungen gelangt. Eine häufige Atemübung ist daher: Tiefe Einatmung, Atemhalten, langes Ausatmen. Swami Vishnu-Devananda empfiehlt einen Atemrhythmus von Einatmen zu Anhalten zu Ausatmen im Verhältnis 1:4:2, also zum Beispiel 4 Sekunden einatmen, 16 Sekunden anhalten, 8 Sekunden ausatmen.[83] Eine extrem langsame Atmung soll eine sehr subtile, kaum mehr festzustellende Atmung bewirken, bei der die körperlichen Tätigkeiten auf ein Minimum reduziert sind.[84] In einem Yogabuch findet sich der eher seltene Hinweis: »Normalerweise sollten die Pranayama-Techniken von einem erfahrenen und kompetenten Lehrer vermittelt werden.«[85]

Oft wird eine Wechselatmung empfohlen: Dabei hält man ein Nasenloch zu und atmet mehrmals durch das andere ein und aus, dann wechselt man. Schließlich atmet man wieder durch beide Nasenlöcher. Eine andere Atemtechnik ist das Ein- und Ausatmen mit fast geschlossenen Stimmbändern, also wie beim Flüstern. Diese Atemtechnik wird auch mit dem Meeresrauschen verglichen.[86] Manche dieser Atemübungen scheinen vielleicht etwas befremdlich und unnatürlich – doch die Frage ist, wie »natürlich« Yoga überhaupt ist. Es geht dem Yoga schließlich nicht um »Natürlichkeit« oder um sportliche Ziele, sondern um eine Dienstbarmachung des Körpers im Streben nach Erlösung.

Nicht nur Atem, sondern Lebensenergie

Letztlich steht hinter der Atemkontrolle des Yoga das Ziel, die Lebensenergie zu vermehren und zu lenken. Im Hatha-Yoga, der die Atemtechniken besonders betont, geht man davon aus, dass man mit dem Sauerstoff auch »Prana«, also »Atem«, aber auch »Lebensenergie« aufnimmt.[87] Nach Iyengar ist Prana identisch mit kosmischer, physischer, mentaler, sexueller, intellektueller und spiritueller Energie. »Er ist das kosmische Lebensprinzip, wirksam in allem Belebten und Unbelebten, der erste Beweger, Ur-Anstoß aller Bewegung. Er ist die Fülle des Lebens.« Damit gilt für Iyengar: »Prana ist die Energie und der Quell aller Erkenntnis.«[88] »Pranayama«, also »Atemkontrolle« beziehungsweise »Kontrolle der Lebensenergie«, ist demnach sehr wichtig für einen Yoga, der sich nicht nur mit Körperübungen begnügt. »Da der Yogi den Hauptteil seiner Lebensenergie aus der Luft bezieht, ist es selbstverständlich, dass die Atmung für ihn die größte Bedeutung hat«, schreibt Swami Vishnu-Devananda.[89] Ihm zufolge wird die Lebensenergie in Kraftzentren, besonders im Solarplexus, gespeichert. Damit ist die Atemtechnik eine wichtige Voraussetzung für die Yogameditation.

Die Kraftzentren – Chakra

Nach der Lehre des Tantrismus und des Hatha-Yoga hat der Mensch viele Energiezentren in seinem spirituellen Körper, die als »Chakras« bezeichnet werden (»Kreis« oder »Rad«). Die sieben wichtigsten liegen entlang der Wirbelsäule.

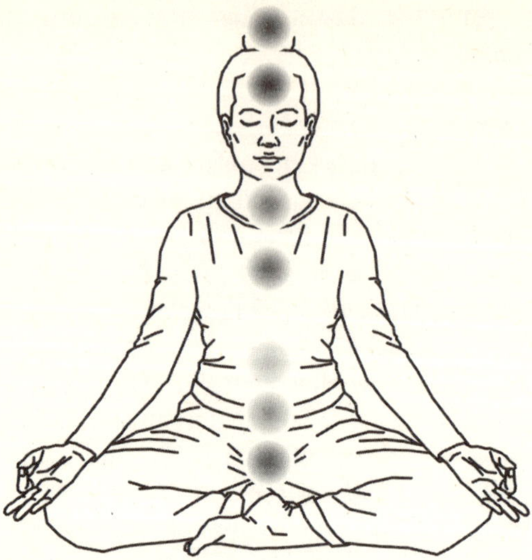

Meditierender mit 7 Energiezentren
fotolia, © diez-artwork

Die sieben Haupt-Chakras		
	Name des Chakras	**Sitz**
1	Muladhara-Chakra	Zwischen Genitalien und Anus
2	Svadhisthana-Chakra	Im Unterleib
3	Manipura-Chakra	etwa in Höhe des Nabels
4	Anahata-Chakra	in Höhe des Herzens
5	Visuddha-Chakra	im Hals
6	Ajna-Chakra	zwischen den Augenbrauen (»drittes Auge«)
7	Sahasrara-Chakra	oberster Scheitelpunkt des Kopfes bzw. darüber

Jedes dieser Chakras ist mit ganz bestimmten Attributen verbunden: Zum Beispiel ist das erste und unterste Chakra (*Muladhara Chakra*) von gelber Farbe, repräsentiert die Erde, steht für die Schöpfer-Gottheit Brahma, wird als Lotosblüte mit vier Blütenblättern dargestellt, hat als Symbol ein Viereck, darin ein nach unten weisendes Dreieck und wird mit der Mantra-Silbe »LAM« verbunden.[90] So hat jedes Chakra sein Symbol, seine Gottheit und seine Mantra-Silbe. Ziel des Hatha-Yoga ist es nun, die Chakras durch bestimmte Körperhaltungen (Asana) und Atemübungen (Pranayama) mit »Prana«, also Lebensenergie aufzuladen. Dabei werden auch oft die Chakras selbst oder die mit ihnen verbundenen Gottheiten visualisiert. Dabei sieht man zunächst intensiv das Bild der betreffenden Gottheit an und verinnerlicht es, um den Geist darin eingehen zu lassen.

Es gibt noch verschiedene Praktiken, um die spirituellen Energien zu lenken und die Chakras zu aktivieren, darunter die »Bandha«-Techniken, wobei bestimmte Muskelpartien im Körper angespannt werden. Bekannter ist jedoch die Kundalini-Meditation.

Die Schlangenkraft – Kundalini

Die Aktivierung von spirituellen Energien

Im Hatha-Yoga geht man davon aus, dass der Körper von Tausenden Energiekanälen (»Nadis«) durchzogen ist,[91] die teilweise in den Chakras zusammenkommen. Die drei wichtigsten Kanäle sind die »Susumna« in der Wirbelsäule und die beiden Kanäle »Ida« und »Pingala« rechts und links davon. Letztere stellen zwei Energie-Polaritäten dar, die ausbalanciert sein sollen.[92] Nun soll die weibliche Energie (»Shakti«) im untersten Chakra wie eine Schlange »zusammengerollt« (Sanskrit: »kundalini«) liegen. Durch Körper-, Atem- und Meditationsübungen wird sie aktiviert, entrollt sich und wandert durch den Energiekanal der Wirbelsäule (Susumna) nach oben. Dabei nimmt sie die Energie der einzelnen Chakras nacheinander auf und vereinigt sich dann im Scheitel-Chakra mit dem dort sitzenden Gott Shiva. Weibliche und männliche Energie verschmelzen, der Meditierende soll überwältigende Erfahrungen von Licht und Glück machen: »Er ist nicht mehr durch Zeit, Raum und Ursächlichkeit gebunden und begrenzt und ist nur noch Wonne und ewige Glückseligkeit. Er versinkt in einem Meer von Wonne, und alle Kraft und alles Wissen werden ihm zuteil«, beschreibt Swami Vishnu-Devananda diesen Zustand.[93]

Die Gefahren der Kundalini-Schlange

Der Inder Gopi Krishna berichtete, wie er nach längerer Yogameditation eher unabsichtlich die Kundalini-Energie weckte: Sie wanderte auf einmal vom unteren Ende der Wirbelsäule immer mehr nach oben. »Plötzlich fühlte ich einen Strom flüssigen Lichtes, tosend wie einen Wasserfall, durch meine Wirbelsäule in mein Gehirn eindringen.« Er spürte helles Licht, schlüpfte aus seinem Körper, fühlte sich als »reines Bewusstsein, ohne Grenze, ohne Körperlichkeit, ohne irgendeine Empfindung oder ein Gefühl, das von Sinneswahrnehmungen herrührte, in ein Meer von Licht getaucht.«[94] Nach dieser überwältigenden Erfahrung hatte er jedoch enorme Probleme. Er litt wochenlang unter Konzentrationsschwierigkeiten, Schlafstörungen, Niedergeschlagenheit, hatte große Angst, innere Qualen und Depressionen, verlor die Liebe zu seiner Frau und seinen Kindern und empfand Ekel vor dem Essen.[95] »In der Stille der Nacht sah ich oft entsetzlich entstellte Gesichter und verunstaltete Formen, die sich auf schreckliche Weise beugten und drehten«, berichtete Gopi Krishna.[96] So warnt er in seinem Buch deutlich vor der plötzlichen und unsachgemäßen Erweckung der Kundalini-Energie; dies könne üble Folgen haben: »Ohnmacht, vollständige Empfindungslosigkeit, Erregung, Reizbarkeit, in extremen Fällen Wahnsinn, Lähmung und Tod können hieraus folgen.«[97] Es ist unverantwortlich, dass solche Warnungen in aktuellen Büchern über Kundalini-Meditation kaum zu finden sind.[98] Hier spielt man mit Kräften, die einen selbst zerstören können.[99]

Das Meditationswort – Mantra

Jemand, der im Lotossitz sitzt und immer wieder »OM« vor sich hin sagt – das sehen viele als einen typischen Yogaübenden an. Doch was hat es mit dieser Rezitation von Lauten und Worten auf sich?

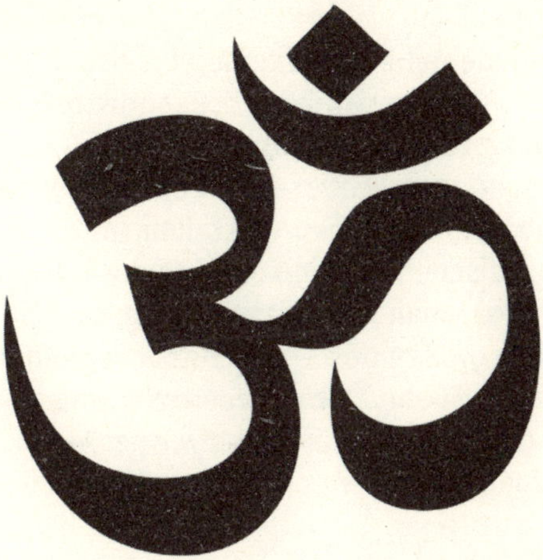

Das Meditations-Mantra OM
fotolia, © oblong1

Was ein Mantra bewirken soll

Ein Mantra ist eine Silbe oder ein Wort, das man immer wieder rezitiert – sei es im Geist oder vor sich hinmurmelnd, um dadurch das Denken zur Ruhe zu bringen. Doch nicht nur das: »Das Mantra ist heilige Äußerung, numinoser, mit psychospiritueller Macht aufgeladener Klang«, erklärt Feuerstein. Es soll mit dem Göttlichen verbinden, hat auch »magische Potenz«. Ein ständig wiederholtes Mantra kann »die mit ihm assoziierten Gottheiten (devata) aktivieren; diese wirken dann, ohne weitere Anstrengung seitens des Aspiranten, wie positive Kräfte bei seiner Bewusstseins-Transformation«.[100] Nach Guru Hariharananda ist Mantra Yoga die »Vereinigung der verkörperten Seele mit Gott durch Wiederholen des bija-Mantras, dem Grundton Gottes«.[101] Die Mantra-Rezitation soll auch gut für die Gesundheit sein: Durch Mantra-Rezitation könnten Medikamente reduziert oder abgesetzt werden, Allergien würden verschwinden, die Anfälligkeit für Viren und Bakterien sei reduziert und man fühle sich gesünder.[102] Was auch immer man davon halten soll – in vielen Yogakursen gehört die Rezitation von Mantras jedenfalls zur gängigen Praxis.

Das Mantra »OM« ist wohl das bekannteste Mantra und gilt als die wichtigste Meditationssilbe. »OM« wird im Sanskrit »A-U-M« geschrieben, wobei die drei Laute die drei Bewusstseinszustände des Menschen darstellen sollen.[103] In den Veden, den altindischen heiligen Schriften, war OM »das *mantra* par excellence«, »man identifiziert es mit dem *brahman*, dem Veda, mit allen großen Göttern« schreibt der Religionswissenschaftler Mircea Eliade.[104] Wie andere Mantras dient auch OM als Anbetung hinduistischer Götter, wie der bekannte indische Yogalehrer Iyengar schreibt:

> »Die Silbe AUM wird Pranavaa, erhabener Lobpreis Gottes, genannt. Das Wiederholen oder Singen des AUM ist Anbetung Gottes, denn Tonschwingungen sind der subtilste und höchste Ausdruck der Natur. … Deshalb gilt das AUM auch als die ursprünglichste Form der Anbetung Gottes. … Wenn das AUM tief empfunden und im Bewusstsein seiner Bedeutung ständig wiederholt wird, ebnet es den Weg zur Selbstverwirklichung.«[105]

Wenn man mit Mantras Götter verehrt

Die Mantra-Expertin Gertrud Hirschi erklärt, dass ein Mantra »die ganze Kraft einer Lehre oder einer Gottheit besitzt, die es repräsentiert«.[106] Bei dem bekannten »Hare Krishna«-Mantra ist Hare (oder Hari) eine andere Bezeichnung für den Gott Shiva. Krishna ist eine Verkörperung des Gottes Vishnu. Das Mantra »OM MATA« bedeutet etwa »Verehrung der göttlichen

Mutter«. Durch die Wiederholung der Mantras werden diese Gottheiten verehrt, und ihre Kraft soll in einem selbst wirksam werden. Viele kennen noch die Bilder von jungen, indisch gekleideten Europäern, die in den Fußgängerzonen umhergingen und immer wieder »Hare Krishna, Hare Krishna ...« sangen. Durch das unaufhörliche Singen verehrten sie ihren Gott Krishna und brachten sich selbst in eine Art Ekstase.[107] Das »Hare-Krishna-Mantra« ist auch im Welthit »My Sweet Lord« des inzwischen verstorbenen Ex-Beatle George Harrison zu hören – neben dem biblischen »Halleluja«.[108] So gibt es einige längere Mantras, die Anrufungen an und Lobgesänge auf verschiedene hinduistische Gottheiten darstellen.[109] Zum Beispiel bedeutet »*Om Namah Shivaya Om*« in etwa: »OM. Ich verneige mich in Ehrfurcht vor Shiva. OM.«[110] Einer Ausgabe der Zeitschrift »Yoga Journal« lag eine Audio-CD mit zwölf Musikstücken bei[111] – darunter Loblieder auf den elefantenköpfigen Gott Ganesha, auf Rama (einer Verkörperung Vishnus) oder auf die tibetische Muttergottheit Tara. Bei Yogafestivals ist ein »Kirtan« üblich, ein gemeinsames und wiederholtes Singen von Mantra-Songs mit musikalischer Begleitung – ähnlich christlichen Anbetungsliedern.

In ihrem Mantra-Buch listet Hirschi einige Kurz-Mantras (bijas) auf, die dazugehörige Gottheit und die Wirkung, die dem Mantra zugeschrieben wird:[112] So soll das Mantra HAUM (Shiva) Kummer vertreiben, DUM (Durga) Schutz geben, KLIM (Krishna) sexuelle Anziehungskraft bewirken und KSHRAUM (Vishnu) Probleme lösen. Westlich geprägte Menschen kommt dies leicht wie Magie und Aberglaube vor, viele finden den Bezug auf hinduistische Gottheiten befremdlich. Vielleicht ist dies der Grund dafür, dass man in vielen Yogabüchern nichts davon erfährt.[113] Wer vom jüdisch-christlichen Hintergrund geprägt ist, wird Mantra-Rezitation als Verehrung fremder Götter und Verstoß gegen das erste der Zehn Gebote sehen.[114]

Wie man zu einem Mantra kommt

Im indischen Yoga übergab ein Guru bei einer formalen Einweihung ein Mantra an seinen Schüler weiter, der es sein Leben lang geheim halten musste. Der Yogaexperte Georg Feuerstein betont, Mantras hätten ohne Initiation durch einen Guru keinen spirituellen Nutzen. »Das Rezitieren eines Mantra, das erlauscht, das durch Täuschung oder Zufall erhalten wurde, führe, so heißt es, lediglich zu persönlichem Unglück.«[115] Für Nichteingeweihte sei eine Mantra-Silbe eigentlich kein Mantra: »Allein durch die Einweihung erhält es seine mantrische Macht.«[116] Dass diese Macht auch Unglück bringen kann, wurde schon erwähnt. Gertrud Hirschi berichtet davon, dass schon mehrfach Menschen verzweifelt zu ihr gekommen sind, die von einem Guru ein Mantra bekommen hatten und nun meinten, dass es ihnen nur Unglück brächte. »Wenn ich dann nachfrage, ob das Mantra einen Bezug auf Shiva habe, bejahen sie dies zögernd (sie sollten das Mantra auf Geheiß des Gurus geheim halten).« Hirschis Erklärung: Nicht das Mantra zu Shiva an sich sei gefährlich, sondern die Ängste und Zweifel, die sich eingenistet haben, »die sich im Außen als Desaster manifestieren«.[117] Aus christlicher Sicht ist dies freilich auch anders zu deuten, doch dazu später mehr. Wenn mit Mantras eine rituelle Einweihung durch einen Guru, die Verehrung von Hindu-Göttern und nahezu magische Wirkungen verbunden werden, dann ist das für westliche Menschen oft nur schwer nachzuvollziehen. Daher ist es verständlich, dass westliche Yogalehrer die Bedeutung und Wirkung von Mantras oft anders darstellen. Auch wenn es gegen die Yogatradition steht.

Die Meditationsgeste – Mudra

Man kennt die Bilder von Yogameditierenden im Lotossitz, deren Hände bestimmte Gesten zeigen. Diese Hand- und Fingerhaltungen werden »Mudra« (Siegel, Zeichen) genannt und drücken nicht nur verschiedene spirituelle Zustände aus, sondern sollen sie auch hervorrufen.[118] Georg Feuerstein vergleicht ihre Wirkung mit dem der Mantras:

> »So wie der Klang transzendierend wirken kann, so kann auch die Ausrichtung des Körpers im Raum Urwahrheiten mitteilen oder herbeirufen. Somit drücken mudrâs – zumeist Handgesten (hasta-mudrâ) – gegebene spirituelle Zustände aus, können solche aber auch einleiten.«[119]

Das »*Jnana Mudra*« zum Beispiel ist als Meditationsgeste bekannt: Der Fingernagel des Zeigefingers liegt unter dem letzten Fingerglied des Daumens, die anderen Finger sind gestreckt, die Hände ruhen mit den Handflächen nach oben auf den Knien. Dieses Mudra symbolisiert Erkenntnis und Wissen (Jnana) und soll auch bei Schlaflosigkeit und Gedächtnisschwäche helfen.[120] Auch das »*Dhyana Mudra*« sieht man häufig, zum Beispiel bei Buddha-Statuen. Dabei ruhen beide Handflächen übereinander nach oben geöffnet im Schoß, beide Daumen berühren sich leicht. Diese Geste steht für die tiefe Meditation (Dhyana). Bei den Mudras hat jeder Finger eine Beziehung zu einem Chakra und hat eine eigene Symbolik. Im Kundalini-Yoga, bei dem es um die Kontrolle von spirituellen Energien geht, definiert man Mudras als »Hand- oder Fingerhaltungen, die bestimmte Meridiane stimulieren und Energieverbindungen herstellen«.[121] Es gibt jedoch nicht nur Hand- und Finger-Mudras, sondern auch bestimmte Haltungen für Augen, Zunge, Arme, Kopf und Körper, die eine symbolische oder »energetische« Bedeutung haben.[122] Darüber hinaus steht jedes Mudra für eine bestimmte hinduistische Gottheit, die dadurch symbolisiert, aber auch angerufen und herbeigerufen wird.[123] Dies ist wahrscheinlich den wenigsten Yogaübenden bekannt und wird auch in den wenigsten Yogabüchern erwähnt. Dies passt eben nicht gut in unser westliches Weltbild.

Das Meditationssymbol – Yantra

In manchen Yogabüchern sind Bilder mit geometrischen Formen zu finden, meist übereinanderliegende Dreiecke verschiedener Größe, um einen Mittelpunkt gruppiert. Darum herum sieht man oft einen Kreis, Lotosblätter und weitere geometrische Muster. Ein solches »Yantra« ist ein einfaches Mandala, wie es aus der buddhistischen Meditation bekannt ist.[124] Während Mandalas noch bildhafter und immer kreisförmig sind, bestehen Yantras immer aus geometrischen Mustern, oft auf einer quadratischen Grundform. Doch die Funktion von Mandala und Yantra ist sehr ähnlich: Ein Yantra (von der Wortwurzel »yam« für »stützen, halten«) ist eine »Stütze« bei der Meditation, die den Geist beruhigen und stabilisieren soll.[125] Der Meditierende bringt ein Yantra in Augenhöhe vor sich an und blickt es bei der Yogameditation so lange wie möglich ohne zu blinzeln an und versucht, sich nur darauf zu konzentrieren.[126] Doch beim Yantra handelt es sich um mehr als nur um eine künstlerisch ausgestaltete Konzentrationshilfe: Das Yantra ist eine »Brücke zwischen Selbst und Kosmos«. Es stellt symbolisch die Charakteristika »einer speziellen höheren Realität, z. B. einer Großen Kosmischen Kraft (Mahavidya), einer Gottheit (Deva) oder einer Eigenschaft einer solchen« dar. »Für fortgeschrittene Übende wird das Yantra zu einer Art ›Tor‹ für die geheimen Kräfte des Universums«, dadurch, dass sich eine Resonanz und Verbindung mit der »kosmischen Kraft« dahinter einstellt.[127] Darüber hinaus soll ein Yantra auch eine graphische Darstellung der Ebenen und Energien des Weltalls sein, in einer hinduistischen Gottheit personalisiert.[128]

Diese Gottheiten werden im Yantra graphisch durch Dreiecke und andere geometrische Symbole dargestellt, die der Religionswissenschaftler Eliade so erklärt: »Ein *yantra* besteht aus einer Reihe von Dreiecken … Das Dreieck mit der Spitze nach unten symbolisiert die *yoni*, das heißt die (weibliche; Anmerkung JK) Shakti, das mit der Spitze nach oben bezeichnet das männliche Prinzip, Shiva, der Mittelpunkt (*bindu*) bedeutet das undifferenzierte Brahman.«[129] Im Lauf der Zeit wurde für jeden Aspekt des Göttlichen ein spezielles Yantra entwickelt, das dem Meditierenden auch Zugang zu diesem verschaffen soll.[130]

Die Reinigungsriten – Kriya

Die Reinigungstechniken wurden im Hatha-Yoga als Vorbereitung der Atemkontrolle und der Körperübungen entwickelt. Sie sollen auch dazu dienen, einen reinen Körper zu schaffen, in dem sich die spirituellen Energien gut entfalten können und nicht durch »Schlacken« behindert werden.[131] Die wichtigsten Reinigungshandlungen, eigentlich »streng geheim zu halten«,[132] sind folgende:[133]

1. Die Reinigung des Kopfes (*Kapalabhati*): Durch stoßartiges Ausatmen sollen die oberen Atemwege gereinigt werden.
2. Die Reinigung der Augen (*Trataka*): Um die Augen und die Tränenkanäle zu reinigen, fixiert man mit den Augen ohne zu blinzeln einen Punkt – zum Beispiel die Nasenspitze oder eine Kerzenflamme – bis die Augen trocken werden und Tränen fließen.
3. Die Reinigung der Nase (*Neti*): Leicht gesalzenes Wasser wird mit einer kleinen Kanne in ein Nasenloch geleitet und durch die Nasenhöhlen geleitet. Indische Yogis führen auch eine feuchte Schnur in die Nase ein, bis sie in der hinteren Mundhöhle wieder herauskommt.
4. Die Reinigung der Mundhöhle und der Speiseröhre (*Dhauti)*: Die Zähne werden mit einer Bürste, die Zunge mit einem Schaber von Belag gereinigt, die Mundhöhle wird mit einem Öl-Wasser-Gemisch ausgespült. Um die Speiseröhre zu reinigen, wird eine feuchte Mullbinde nach und nach verschluckt und dann langsam wieder herausgezogen. Im »Großen Illustrierten Yoga-Buch« von Swami

Vishnu-Devananda sind hiervon auch – zum Teil wenig »appetitliche« – Fotos zu sehen.

5. Die Reinigung des Darms (*Naili*): Man beugt sich im Stehen nach vorn, entspannt die Bauchmuskeln und spannt sie dann einzeln an, wodurch die inneren Organe und der Darm durchbewegt werden.
6. Die Reinigung des Enddarms (*Bhasti*): Dies geschieht durch einen Einlauf mit isotonischer Kochsalzlösung. Indische Yogis erzeugen im Darm einen Unterdruck und ziehen Wasser durch den Anus ein.

In verschiedenen modernen Büchern über Hatha-Yoga findet man über diese traditionellen Reinigungsriten des Yoga nichts oder nur Andeutungen. In den meisten Yogakursen werden sie auch nicht unterrichtet – obwohl sie zum ursprünglichen Hatha-Yoga dazugehören. Vielleicht meint man, dass man sie einer westlichen Leserschaft nicht zumuten kann.

4. Wie der Yoga in den Westen kam

Yoga ist ungemein populär. In diesem Abschnitt geht es darum, wie es dazu kam.

Die Wegbereiter des Yoga im Westen

Seit Ende des 18. Jahrhunderts beschäftigte man sich in deutschen Gelehrtenkreisen vermehrt mit Indien und dem Hinduismus – aber die Kenntnisse über Yoga blieben noch längere Zeit sehr begrenzt.[134] Als im 19. Jahrhundert einige indische Schriften ins Deutsche und Englische übersetzt wurden, lösten deren Inhalte bei einigen Dichtern und Denkern Begeisterung aus. Der Philosoph Arthur Schopenhauer (1788–1860) interessierte sich für Yoga und wandte sich später mehr dem Buddhismus zu. Auch die Philosophen G. W. F. Hegel (1770–1831) und

F. W. J. Schelling (1775–1854) ließen sich von der indischen Philosophie inspirieren und bereiteten damit den Weg für ein gesteigertes Interesse an Hinduismus, Buddhismus und Yoga. Als viele Europäer nach dem ersten Weltkrieg auf der Sinnsuche waren, veröffentlichte Hermann Hesse (1877–1962) im Jahr 1922 seinen Roman »Siddharta«, der die Thematik der (allerdings buddhistisch geprägten) Meditation einem breiten Leserkreis zugänglich machte. Schriftsteller wie Romain Rolland (1866–1944) und Paul Brunton (1898–1981) konnten mit ihren Bestsellern viele Menschen für Yoga und Hinduismus interessieren.[135]

Yoga in Theosophie und Anthroposophie

Die Theosophische Gesellschaft spielt am Ende des 19. Jahrhunderts eine große Rolle für die Verbreitung von hinduistischem und buddhistischem Gedankengut im Westen.[136] Sie wurde 1875 von der Deutschrussin und Spiritistin Helena P. Blavatsky (1831–1891) mit dem Ziel gegründet, »die latenten göttlichen Kräfte im Menschen« zu suchen und zu entwickeln.[137] Sie selbst und noch mehr ihre Nachfolgerin Annie Besant (1847–1933) lehrten über Yoga. Allerdings lehnten sie körperorientierte Yogaübungen (Hatha-Yoga) ab, da sich der Geist nach theosophischer Lehre aus der Verhaftung an die Materie befreien sollte.[138] Rudolf Steiner (1861–1925)[139] war seit 1902 Generalsekretär der deutschen Sektion der Theosophischen Gesellschaft und veröffentlichte in dieser Zeit mehrere Werke, in denen er Inhalte des Yoga weitergab. In seinem Grundlagenwerk »Wie erlangt man Erkenntnisse der höheren Welten?« schrieb er über die Chakras, die er allerdings nur in den ersten Auflagen »Chakrams« nannte, später hießen sie bei ihm »Lotosblumen«. Verschiedene Kennzeichen der Chakras erklärte er ganz nach der Hatha-Yogatradition.[140] Entsprechend der theosophischen Manier entnahm Steiner aus verschiedenen religiösen Traditionen Inhalte und integrierte sie in seinen esoterischen Schulungsweg. Wer seine Chakras ausbildet, erklärte er, würde die »Fähigkeit des Hellsehens« erlangen.[141] Man erkennt eine deutliche Nähe zu den in den Yoga-Sutras versprochenen übernatürlichen Kräften (*siddhi*).[142] Als Steiner 1913 mit den meisten deutschen Theosophen aus der Theosophischen Gesellschaft austrat und die »Anthroposophische Gesellschaft« gründete, hat er in der Folgezeit seine früheren Bücher so verändert, dass der theosophische Hintergrund – und damit die Bezüge auf Yoga, Hinduismus und Buddhismus – nicht mehr so deutlich wurden. Allerdings tat er dies, ohne darauf hinzuweisen. So finden heutige Anthroposophen, die Neuauflagen von Steiners Büchern lesen, darin nicht mehr viele Hinweise auf den traditionellen Yoga. Viele sind gegenüber dem Yoga kritisch eingestellt, obwohl ihr Gründer Steiner selbst davon viel übernommen hatte.[143]

Der Yoga der bekannten Yogis

Wie sehr Yoga auch durch indische Yogis im Westen bekannt gemacht wurde, zeigen die folgenden Beispiele:

Swami Vivekananda (1863–1902),[144] Schüler des indischen Mystikers *Ramakrishna* (1836–1886), hatte 1893 einen spektakulären Auftritt beim Weltparlament der Religionen in Chicago, wo er die Vorzüge des Hinduismus schilderte. Seine Rede wurde begeistert aufgenommen. So bereiste er danach eine Zeit lang Amerika und hielt zahlreiche Vorträge, in denen er auch den Yoga einer großen Öffentlichkeit bekannt machte. Vivekananda gründete in New York die »Vedanta Society« und in Indien die »Ramakrishna-Mission« und schrieb verschiedene Bücher, in denen Yoga und Hinduismus an ein westliches Publikum angepasst wurde.[145]

Auch **P. Yogananda** (1893–1952)[146] hielt viele Vorträge und Seminare in den Vereinigten Staaten, lehrte das von ihm begründete »Kriya-Yoga« mit westlichen Begriffen und gründete 1925 in Los Angeles die »Self-Realization Fellowship«, die seine Lehren verbreiteten. Sein Buch »Autobiographie eines Yogi« wurde ein Bestseller und in 26 Sprachen übersetzt.

Um die Vedanta-Lehre zu verbreiten, wurde **Swami Vishnu-Devananda** (1927–1993)[147] von seinem Meister **Swami Sivananda** (1887–1963)[148] mit den Worten in den Westen gesandt: »Die Menschen dort warten.« Er begründete eine Yogalehrer-Ausbildung, nach der bis heute mehr als 10 000 Yogalehrer ausgebildet wurden. Seine Yogarichtung wird von Sivananda-Yoga-Vedanta-Zentren und von Yoga Vidya verbreitet.

Der Sikh **Yogi Bhajan** (1929–2004),[149] der 1968 in die USA kam, war zunächst bei den Hippies ein gefragter Yogalehrer (Kundalini-Yoga). Er gründete 1969 die »3HO«, die »Healthy, Happy, Holy Organization«, die weltweit seine Lehren verbreitet und inzwischen als »Non-Government-Organization« anerkannt ist. Auch wirtschaftliche Unternehmen gehen auf ihn zurück, zum Beispiel die »Golden Temple«-Teefirma (»Yogi-Tee«).

B. K. S. Iyengar (*1918),[150] der Begründer des Iyengar-Yoga, einer Form des Hatha-Yoga, kam auf Einladung seines Schülers und Geigenvirtuosen Yehudin Menuhin nach Europa und lehrte dort an verschiedenen Orten Yoga. Sein Buch »Licht auf Yoga« (1966) und weitere danach wurden weltweit verbreitet und in mehrere Sprachen übersetzt. Unter seinen Schülern waren Aldous Huxley, Jiddu Krishnamurti und die spätere Königin Elisabeth von Belgien. Iyengar gilt als einer der renommiertesten Yogalehrer weltweit.

Maharishi Mahesh Yogi (1918–2008)[151] hat ab 1959 eine Form des Yoga unter dem Namen »Transzendentale Meditation« (TM) im Westen bekannt gemacht. Dabei wird der Yoga sehr vereinfacht ohne religiöse Begriffe erklärt und dadurch einem westlichen Publikum schmackhaft gemacht. Als Mitte der sechziger Jahre Popgrößen wie die Beatles und andere Prominente zu seinen Meditationskursen in Indien kamen, wurde TM sehr populär. Maharishi Mahesh Yogi gründete weltweit TM-Zentren und bildete Lehrer aus. Er versprach, man könne durch TM das Schweben lernen (der sogenannte »Siddhi-Effekt«) und den Alterungsprozess aufhalten, und versuchte, durch spektakuläre Projekte auf sich aufmerksam zu machen.

Diese und noch weitere Yogis machten so sehr Werbung für den Yoga und den Hinduismus, dass man von einer »indischen Mission« im Westen sprechen kann.[152]

Yoga und die Tiefenpsychologie

Als Yoga in den zwanziger Jahren des zwanzigsten Jahrhunderts immer bekannter wurde, beschäftigte sich auch die recht neue Wissenschaft der Psychologie damit.[153] Auf der einen Seite versuchten manche Psychologen, Yogaerfahrungen als eine Art Trance, Somnambulismus oder Selbstsuggestion zu deuten, während andere wie der Tiefenpsychologe C. G. Jung (1875–1961) diese Erklärungen ablehnten. Jung hatte sich intensiv mit östlichen Lehren beschäftigt und in einer psychotischen Krise (etwa 1913–1918) selbst Yoga praktiziert.[154] In seinem 1936 erschienenen Aufsatz »Yoga und der Westen« zeigte C. G. Jung profunde Kenntnisse über den Yoga und verheimlichte nicht, wie fasziniert er davon war, doch er warnte ebenso deutlich vor einer Übernahme des Yoga durch den westlichen Menschen, dem dafür die Voraussetzungen fehlten:

> »Wenn ich mich dermaßen kritisch abkehrend gegenüber dem Yoga verhalte, so bedeutet das keineswegs, daß ich diese geistige Errungenschaft des Ostens nicht für etwas vom Größten hielte, was menschlicher Geist je geschaffen hat. Ich hoffe, es gehe aus meiner Darlegung mit genügender Deutlichkeit hervor, daß meine Kritik sich einzig und allein gegen die Anwendung des Yoga auf den westlichen Menschen richtet.«[155]

Eine tiefenpsychologische Deutung des Yoga war zu dieser Zeit so gängig, dass sie auch von den bekannten Religionswissenschaftlern J. W. Hauer und Heinrich Zimmer übernommen wurde.

Die Entwicklung des Yoga in den letzten Jahrzehnten

Wie sich der Yoga in den folgenden Jahrzehnten in Europa immer mehr ausgeweitet hat, lässt sich in drei Phasen beschreiben:[156]

1. Die Phase der Popularisierung (1950er- bis 1970er-Jahre): Zwar wurde schon im Jahr 1937 die erste Yogaschule in Deutschland gegründet,[157] doch erst durch Fernkurse und verschiedene Veröffentlichungen wurde der Yoga langsam allgemein bekannt. In den 1950er- und 1960er-Jahren wurden verschiedene Yogaschulen und Organisationen gegründet, oft in Anlehnung an das Wirken verschiedener indischer Yogis, die im Westen »missionierten«, wie zum Beispiel die Transzendentale Meditation oder die Sri Aurobindo Gesellschaft. In den Vereinigten Staaten wurde Yoga von der Alternativbewegung als Mittel zur Bewusstseinserweiterung begeistert aufgenommen. Timothy Leary nannte die Droge LSD den »Yoga des Westens« oder »Instant Yoga«.[158]
2. Die Phase der Konsolidierung (1970er- bis 1980er-Jahre): Die Gründung des »Berufsverbands Deutscher Yogalehrer« (1967) und anderer Yogaverbände brachte Yogaschulen und -lehrer mehr zusammen, sorgte für Weiterbildung und brachte eine qualifizierte Yogalehrer-Ausbildung hervor.
3. Die Phase der Akkulturation (1980er-Jahre bis heute): Yoga gelangte immer mehr in das Sichtfeld der breiten Öffentlichkeit, vor allem durch Veröffentlichungen und TV-Kurse. In Volkshochschulen und Sportvereinen wurden zunehmend Yogakurse angeboten. Inzwischen ist Yoga im Allgemeinbewusstsein angekommen, wird von Millionen von Deutschen in allen Altersgruppen praktiziert und hat viele Schulen und betriebliche Kurse durchdrungen.

III. Hilfen zur Beurteilung

1. Yoga aus medizinischer Sicht

Wie wissenschaftlich ist die Yogaforschung?

In der modernen Yogaliteratur werden viele positive Wirkungen des Yoga auf den Körper genannt. Yoga soll bei Asthma, bei Bandscheibenproblemen, bei zu hohem oder zu niedrigem Blutdruck, bei Diabetes, Grippe, Haarausfall, Hämorrhoiden, Husten und Krampfadern helfen. Yoga sei gut für die inneren Organe, helfe bei Menstruationsbeschwerden, bei Ohrenproblemen, Potenzstörungen, Rheuma, Schilddrüsen-Über- und -Unterfunktion, Schlaflosigkeit und Verdauungsproblemen – und könne sogar helfen, den Busen zu vergrößern![159] Yoga als Heilmittel für nahezu alle Krankheiten? Inzwischen räumen selbst Befürworter des Yoga ein: »In den 1970er-, 1980er- und 1990er-Jahren war ein Großteil der Yogaanhänger der Überzeugung, dass mithilfe von Yoga nahezu alles heilbar sei. Dies ist nicht der Fall.«[160] Der Mediziner Dietrich Ebert nennt manche positiven Wirkungen von Yoga, aber bemängelt auch:

> »In vielen modernen Yoga-Schriften werden Wirkungen angegeben, die weder durch irgendwelche Messungen ausgewiesen sind, noch in ein physiologisches Theoriegebäude passen. Bei genauem Hinsehen erweisen sie sich als voreilige Schlussfolgerungen, die auf ungenauen oder gar keinen physiologischen Erkenntnissen basieren und – ja, wem eigentlich? – Wirkungen verheißen sollen, die irgendwie in den abendländischen Begriffsrahmen passen. Als Beispiel seien hier zahlreiche Behauptungen über Hormonwirkungen genannt (Schilddrüse, Sexualfunktion)

oder die ›Aktivierung‹ irgendwelcher Nervenplexus, wobei niemand weiß, was eine solche Aktivierung eigentlich sein soll.«[161]

In den letzten Jahrzehnten wurden viele medizinische Studien über die körperlichen Wirkungen des Yoga durchgeführt,[162] und die meisten beschreiben die nachgewiesenen Heileffekte des Yoga wesentlich zurückhaltender als die gängige Yogaliteratur. Die Mediziner Mukesh Jain und Hedwig Hepp bemängeln, dass manche medizinische Studien zu Yoga ungenau und in der Statistik fragwürdig sind, weil zu wenig Teilnehmer untersucht wurden. Eine Kontrollgruppe fehlt manchmal oder es werden mehrere Yogaelemente gleichzeitig untersucht, sodass sich der Effekt nicht abgrenzen lässt.[163]

Auch wenn die meisten neueren medizinischen Yogastudien wissenschaftlich ernst zu nehmen sind, gibt es auch fragwürdige Veröffentlichungen. In einem ansonsten medizinisch fundierten Buch werden zum Beispiel Chakras und ihre Funktion beschrieben.[164] Jedoch gibt es keinerlei naturwissenschaftlichen Belege für die Existenz von Chakras, Nadis (Energiekanäle) oder der Kundalini-Energie. Wenn in scheinbar wissenschaftlichen Werken Inhalte der Yogaphilosophie einfach übernommen werden, ohne sie zu hinterfragen oder wenigstens den Versuch zu machen, sie naturwissenschaftlich zu erklären, dann ist das genauso bedenklich wie die Tatsache, dass der bekannte Sportarzt Dr. Müller-Wohlfahrt direkte Werbung für den Iyengar-Yoga machte.[165]

Welche positiven Wirkungen hat Yoga?

Die positiven Wirkungen des Yoga fassen die Mediziner Jain und Hepp in ihrer Studie wie folgt zusammen:[166]

Herz-Kreislauf-System (kardiovaskuläre Wirkung): Die Herzfrequenz und der Blutdruck in Ruhe nehmen ab, was bei Bluthochdruck (Hyptertonie) und verschiedenen Herz-Kreislauferkrankungen hilft.

Atemwege (respiratorische Wirkungen): Die Ruheatemfrequenz nimmt ab; der Brustkorb erweitert sich; das Atemvolumen nimmt zu; die Atemwege werden besser gereinigt.

Innere Organe (gastrointestinale Wirkungen): Durch viele Übungen werden die inneren Organe von außen gedrückt, gedehnt oder bewegt und damit besser durchblutet.

Stoffwechsel (metabolische Wirkungen): Yoga erleichtert die Gewichtsreduktion, senkt die Körper- und Hauttemperatur sowie den Cholesterinspiegel und hebt den Proteinspiegel.

Drüsenfunktion (endokrine Wirkungen): Es gibt Hinweise, dass Yoga die Drüsenfunktion stimuliert, was zum Beispiel eine Senkung des Blutzuckerspiegels bewirken kann.

Muskeln und Skelett (muskuloskelettale Wirkungen): Die Beweglichkeit und Muskelkraft werden gesteigert, die Muskulatur gedehnt und die Koordination verbessert.

Nerven und Psyche (neuropsychologische Wirkungen): Alpha- und Thetawellen sowie die Merkfähigkeit nehmen zu, die Reaktionszeiten bei Tests, Nervosität, depressive Stimmung und Angst nehmen ab; die allgemeine Stimmung verbessert sich.

So weit die Zusammenfassung. Wie das Deutsche Ärzteblatt berichtete, kann Yoga auch bei chronischen Schmerzen helfen.[167] Die positive Wirkung von Yoga bei der Stressbewältigung ist bekannt, so bieten viele Kliniken und Kurzentren Yoga als alternatives Stressmanagement an.[168]

Wo wird Yoga medizinisch bedenklich?

Durch falsche Anleitung oder Überbeanspruchung kann es bei der Einübung von bestimmten Yogahaltungen zu schweren Schäden kommen.[169] Wer den Lotossitz perfekt beherrschen will, kann sich eine schwere Knieverletzung zuziehen, betont die Yogaexpertin Anna Trökes.[170] Die Physiotherapeutin Monika Pohl rät je nach körperlicher Disposition und Krankheitsbild in einigen Fällen vom Yoga dringend ab.[171] Der Psychotherapeut Mitzinger betont, dass auch Yogaeinzelunterricht keineswegs eine Psychotherapie ersetzen kann und der Betroffene sich »an einen professionellen Psychotherapeuten wenden sollte«.[172] Wenn in Yogabüchern Anleitungen zur Selbstbehandlung von Krankheiten gegeben werden,[173] ist dies medizinisch fragwürdig, wenn nicht sogar gesundheitsgefährdend. Von der Yogapraxis raten die Mediziner Mukesh Jain und Hedwig Hepp in folgenden Fällen dringend ab: 1. Akute Erkrankungen; 2. Schwere Erkrankungen der Vitalorgane; 3. Chirurgische Erkrankungen; 4. Strukturelle Veränderungen wie zum Beispiel Arthrose, Arteriosklerose; 5. Schwere psychiatrische Erkrankungen (Borderline, Psychosen, Depression). Auch können bestimmte Atemübungen (Pranayama) bei folgenden Krankheiten schädlich sein: Hypertension, Herzbeschwerden, Glaukom, Diabetes, Psychosen.[174] Von daher sind die Möglichkeiten von Yoga als Heilmittel gegen verschiedene Krankheiten stark eingeschränkt.

Ist Yoga eine anerkannte Therapieform?

In Yogakreisen gibt es seit einigen Jahren immer mehr Bemühungen, Yoga als Therapie zu etablieren.[175] Doch nicht nur von medizinischer Seite, sondern auch in der Yogaliteratur sind warnende Stimmen zu hören: Yoga könne medizinische Heilverfahren nicht ersetzen, sondern höchstens ergänzen.[176] Ein Arzt kann einen Patienten nicht an eine Yogaschule überweisen wie bei einer Krankengymnastik,[177] auch wenn Yogakurse von Krankenkassen oft als Prävention anerkannt und übernommen werden. Die Yogaexpertin Anna Trökes empfiehlt, dass Yogalehrer Kursteilnehmer mit bestimmten Erkrankungen an Kurse weitervermitteln, die von Ärzten geleitet werden. Sonst wären Yogalehrer »schnell überfordert, da es ihnen in der Regel an Kompetenz und Erfahrung fehlt«.[178] Sie warnt auch davor, ihre Kursteilnehmer bei Verspannungen und falschen Haltungen manuell zu korrigieren: Es sei »den Kursleiterinnen, die nicht zusätzlich Heilpraktikerin, Ärztin, Physiotherapeutin usw. sind, nicht erlaubt, ihre Teilnehmerinnen auf diese Art zu berühren, denn man wirkt damit massiv auf sie ein«.[179]

Der Psychotherapeut und Yogalehrer Dietmar Mitzinger rät auch dringend davon ab, die Bezeichnung »Yogatherapeut« zu verwenden, wenn man keine Zulassung im Sinne der Heilkunde verfügt.[180] Insgesamt wird deutlich, dass es sich beim Yoga nicht um eine eigenständige Therapie handeln kann. Dies unterstreicht auch die Yogaexpertin Anna Trökes: »Yoga ist allerdings keinesfalls eine Therapie.« Sie schreibt: »›Yoga mit Heilwirkungen‹ ist vor allem eine Erfindung unseres Jahrhunderts, und zwar sowohl in Indien als auch im Westen.«[181] Der Mediziner Dietrich Ebert erkennt die Körperübungen des Yoga zwar als ergänzende Verfahren zur Physiotherapie an, aber stellt zugleich grundsätzlich klar: »Yoga ist seinem Ursprung nach ein Selbsterfahrungsweg ohne vordergründige Therapieabsichten.«[182]

2. Yoga aus Insider-Sicht

Etikettenschwindel mit »Yoga«

Vieles von dem, was uns heute schöne Models als Yoga vorturnen, hat wenig mit dem zu tun, was indischer Yoga eigentlich ist. Der zum Hinduismus konvertierte Wiener Agehananda Bharati (Leopold Fischer, 1923–1991) klagte:

> »Ein Abgrund klafft zwischen dem wirklichen indischen Yoga-Training, seiner Durchführung und Tradition und dem, was man den westlichen Konvertiten vormacht, dass es sei: ein leichtes, aufregendes, humanistisches, tolerantes Unternehmen. Es ist nichts davon. Yogisches Training in Indien ist stumpfsinnig und hart. Es ist eine Sieben-Tage-in-der-Woche-Angelegenheit, und Ausrutscher werden bestraft ...«[183]

Ziel der Körper- und Atemübungen des Yoga ist eben nicht Beweglichkeit und sportliche Fitness, sondern, wie der Religionswissenschaftler Heinrich Zimmer meinte, der radikale »Umbau des Organismus«, um ihn zum Zweck der Erlösung dienstbar zu machen.[184] Der indische Yoga beansprucht viel Zeit für die verschiedenen Übungen, das Ideal ist der Rückzug in eine einsame Zelle.[185] Vieles von dem, was uns heute als Yoga verkauft wird, ist aus indischer Sicht als Verflachung oder als Etikettenschwindel zu beurteilen. Inhalte, die nicht zu einem westlichen Weltbild passen, werden umgedeutet oder weggelassen. Dies geschieht sogar bei der Kommentierung von klassischen Yogatexten, wie der Yogaexperte Tietke feststellt. Dabei würden »in vielen Fällen nur einzelne Abschnitte wiedergegeben und kommentiert, umstrittene oder missliebige Passagen aber unterschlagen werden, ohne dass dies explizit gesagt wird«.[186] Dieses Vorgehen entspricht jedoch keinem wissenschaftlichen Standard und lässt an der Glaubwürdigkeit moderner Yogainterpretation zweifeln.

Ein Guru – notwendig, hilfreich oder gefährlich?

Wer in Indien Yoga ausübt, wird meist Schüler eines erfahrenen Yogi beziehungsweise eines Guru. Ein Guru ist ein religiöser Lehrer, der sein Wissen und seine Erfahrung einem Kreis von Schülern weitergibt. Er wählt seine Schüler aus und weiht sie ein, übergibt ihnen ein Mantra und leitet ihre Übungs- und Meditationspraxis an. Seine Schüler verehren ihren Guru – oft auch als Verkörperung eines Gottes – und folgen strikt seinen Anweisungen, die sich über jeden Lebensbereich erstrecken.[187] Nach hinduistischer Tradition setzt Yoga eine Einweihung und eine Führung durch einen Lehrer voraus, es ist kein »Do-it-yourself-Unternehmen«, wie der Yogaexperte Feuerstein betont.[188] In der westlichen Welt ist der Yogalehrer allerdings meistens keine »geistliche Autorität«, sondern ein »Kursleiter«[189]. Man fürchtet die Gefahr der Abhängigkeit und des Missbrauchs, und das zu Recht.

Es gibt einige Beispiele, wo indische Yogis Leiter einer Yogaschule waren und ihre Autorität missbraucht haben. Feuerstein berichtet, dass sein Lehrer sein Charisma und seine paranormalen Fähigkeiten dazu benutzte, andere zu manipulieren.[190] Es sind auch manche Fälle von sexuellem Missbrauch bekannt geworden. Der 1932 geborene Begründer des Kripalu-Yoga, Amrit Desai, forderte zwar von seinen Schülern strikte sexuelle Enthaltsamkeit und Zölibat – er selbst aber war verheiratet und hatte sexuelle Beziehungen zu mehreren Schülerinnen. Als Letzteres bekannt wurde, wurde er »mit Schimpf und Schande aus dem von ihm gegründeten Ashram hinausgeworfen«.[191] Auch bei Swami Rama (1925–1996), der sich als erster Yogi wissenschaftlich untersuchen ließ, wurden manche sexuellen Verfehlungen und sexueller Missbrauch bekannt.[192] Von Swami Muktananda (1908–1983) wird berichtet, dass er mit einigen Schülerinnen sexuelle Beziehungen hatte.[193]

Hier ist ein deutlicher Widerspruch zwischen Anspruch und Wirklichkeit zu finden, wie der Yogaexperte Tietke resümiert: »Moralisch verwerflich und bedenkenswert ist hier nicht nur der – an sich schon schlimme – Missbrauch von jungen Frauen, sondern auch der immense Widerspruch zum selbst gewählten Anspruch auf Enthaltsamkeit und zölibatäres Leben.«[194] Wenn sich eine Frau einem Guru oder Yogalehrer als Schülerin anvertraut und nähert, aber dieser dann ihr Vertrauen und ihre Abhängigkeit missbraucht, ist das unverantwortlich.

Wenn Yogaexperten vor spirituellen Gefahren warnen …

Manche Yogalehrer und Experten warnen vor möglichen Gefahren bei der Yogamediation. Ein Mantra, das man nicht durch einen Guru erhalten hat, könne zu Unglück führen.[195] Auch die falsche Einstellung bei der Mantra-Rezitation ist nach Meinung von Georg Feuerstein gefährlich: »Die bloße geistlose Wiederholung von Mantren führt bestenfalls zu einem Trancezustand und schlimmstenfalls zur Psychose.«[196] Als bei dem Inder Gopi Krishna die Kundalini-Energie in falscher Weise erwachte, war er dem Wahnsinn nahe und wollte sich umbringen.[197]

Dr. David Frawley ist Leiter des American Institute of Vedic Studies und Kursleiter im Bereich Yoga, Ayurveda und Vedischer Astrologie.[198] Als ausgewiesener Kenner des Yoga muss seine Warnung vor den »spirituellen Gefahren« der Yogameditation ernst genommen werden.[199] Er schreibt: »Der traditionelle Yoga klassifiziert verschiedene Typen von Samadhis (Erleuchtungszuständen; Anmerkung JK), von denen einige als illusorisch, irreführend oder gefährlich betrachtet werden. (...) Nicht alle unsere vermeintlichen spirituellen Erfahrungen sind wahrhaft spirituell. (...) Manche können in die Irre führen oder sind ganz einfach selbst-projiziert.«[200]

In seinem aufschlussreichen Artikel listet Frawley verschiedene Erfahrungen von Yogameditierenden auf.[201] Auf der *körperlichen Ebene* sind dies: Seltsame Wahrnehmungen, Energieströme, spontane Bewegungen[202], ein besonderes Körpergefühl, Koordinationsverlust oder Zitteranfälle. Im *Bereich der Sinnesfunktionen* kann es zu einer gesteigerten Empfindsamkeit kommen, manche sehen besondere Farben und Formen oder haben übersinnliche Wahrnehmungen. Auf der *emotionalen Ebene* können manche eine Welle von Glückseligkeit oder Mitgefühl spüren, »auch unermessliche Hingabe an eine Gottheit oder den Guru kann in uns aufsteigen«. Es kann auch zu Angst vor Identitätsverlust und dem Tod, zu gesteigerter Wut oder Begierde kommen. Im *Bereich des Geistes* nennt Frawley die mögliche Erfahrung von Lichtern und Klangvibrationen oder einen Kreativitätsschub. »Es können auch Zeichen für übersinnliche Wahrnehmungen oder Telepathie auftreten, und wir können hellsichtige Zukunftsvisionen haben.« Manche stellen Veränderungen an sich selbst fest, fühlen ihre früheren Leben oder spüren ihre Chakras besonders. »Möglicherweise können wir fühlen, wie sich die Energie die Wirbelsäule hoch und herunter bewegt und dazu vielerlei Lichter und Klänge, Farben und Energiemuster erfahren.« Als Erfahrungen auf der *Astralebene* nennt Frawley die spirituelle Reise »zu anderen Wesen oder zu anderen Bewusstseinssphären oder höheren Welten«. »Wir können astral unserem Lehrer einen

Besuch abstatten oder vor unserem inneren Auge erscheinen Gottheiten. Vielleicht können wir mit Gott oder der Göttlichen Mutter reden. Uns können neue Lehren oder inspirierte Offenbarungen zuteilwerden.« Auch visionäre Träume und Visionen sind möglich: »Vielleicht sehen wir eine Gottheit, einen Guru, einen Engel oder einen Geist vor unserem inneren Auge.« In diesem Zusammenhang warnt Frawley deutlich: »Irregeleitete Spirits oder Geister anzuziehen oder Tierseelen zu rufen, kann Nebenwirkungen haben.« Es sei auch nötig zu unterscheiden: »Okkulte und astrale Erfahrungen sind nicht immer höhere yogische Erfahrungen und können uns eher verwirren als uns zu erleuchten, wenn wir nicht aufpassen.« Frawley spricht auch das sogenannte »Channeling« an, bei dem man sich spirituellen Wesen als Sprachrohr zur Verfügung stellt:

> »Auch das Channeln sollte man mit Vorsicht angehen. Es gibt Spirits, die gern in einen Menschen eintreten möchten und sich zu diesem Zweck als höhere Wesen ausgeben. Deshalb sollten wir Spirits nicht unseren Geist und unser Herz öffnen, bis wir uns von ihrer spirituellen Natur vollkommen überzeugt haben. Es ist wichtig, dass wir in der Kommunikation mit Spirits niemals unser Bewusstsein oder unsere Urteilsfähigkeit abgeben.«

Derartige Erfahrungen sind aus dem Bereich des Okkultismus und Spiritismus wohlbekannt. Was Frawley dann als Hilfe und Schutz gegen derartige verstörende und gefährliche Erfahrungen anbietet, kommt ebenfalls aus diesem Bereich. Er empfiehlt, seinen Guru innerlich zu rufen, sich enger mit der »Göttlichen Mutter« zu verbinden, ein »Schutz-Mantra« anzuwenden sowie Hilfe bei Ayurveda und der vedischen Astrologie zu suchen. Dabei ist jedoch prinzipiell fraglich, ob Probleme durch Mittel gelöst werden können, die diese mit verursacht haben. Ein Psychologe oder Psychiater würde freilich manche der genannten Erfahrungen auch als psychotische Störungen erklären. Eine biblisch-theologische Deutung würde dazu berücksichtigen, dass es reale Geistwesen und das Phänomen der »Besessenheit« gibt. Dazu mehr im folgenden Kapitel.

3. Yoga aus christlicher Sicht

Yoga – Religion oder Religionsersatz?

Für viele Menschen ist »Yoga« etwas ganz Unterschiedliches. Es reicht von Wellness, Gymnastik und Entspannungstechnik über Meditationsform und Ersatzfamilie bis hin zur Ersatzreligion.[203] Von Wellness bis Weltanschauung, im Yoga ist alles drin. Yoga ist »Lifestyle«, »sozusagen ein Gesamtsystem für ein bewusstes und sinnvolles Leben«, wirbt ein Yogabuch.[204] Für Swami Vishnu-Devananda ist Yoga noch mehr: »Die Yoga-Philosophie bietet nicht nur die Antwort auf alle Problemfragen des Menschen, sondern auch einen wissenschaftlichen Weg, um diese Probleme und Leiden zu transzendieren.« Dabei täuscht das Wort »wissenschaftlich« leicht darüber hinweg, dass es sich dabei um einen religiösen Anspruch handelt. Doch er fährt fort: »Überdies steht sie mit keiner Religion und keinem Glauben im Widerspruch.«[205]

Noch deutlicher beschreibt Selvarajan Yesudian den Yoga, den er in Europa bekannt gemacht hat, mit religiösen Worten – um dann aber zu betonen, dass Yoga keine Religion sei:

> »Yoga ist der Weg der menschlichen Entwicklung, also der Weg zu Gott. Jene, die Yoga üben, kommen von Tag zu Tag näher zu IHM. Demnach ist Yoga nicht gegen die christliche Religion, oder gegen das Wesen einer anderen Religion, sondern hilft dazu, sie zu verstehen und zu erleben! – Ramakrishna sagt: ›Durch Yoga wird ein Hindu ein besserer Hindu, ein Christ besserer Christ, ein Mohammedaner besserer Mohammedaner und ein Jude besserer Jude!‹« und:

»Yoga ist keine Religion, sondern die herauskristallisierte Wahrheit.« [206]

So werden einerseits religiöse Ideen und Worte verwendet, andererseits aber betont, dass Yoga keine Religion sei. Viele westliche Menschen scheuen sich offenbar davor, einer Religion anzugehören, aber merken offenbar nicht, dass es beim Yoga eigentlich um dieselben Dinge geht, die man in vielen Religionen findet: Es gibt eine Welterklärung (Yogaphilosophie), eine Lebensethik (acht Stufen), eine Ernährungslehre (Vegetarismus), heilige Schriften (Yoga-Sutra), ein ideelles Ziel (von Entspannung bis Erleuchtung), eine Gemeinschaft der Gleichgesinnten (Yogakurs), spirituelle Autoritäten (Yogalehrer, Gurus), ein heiliger Ort (Yogamatte) und individuelle Riten (Asanas), die zu heiligen Zeiten (am besten frühmorgens) durchgeführt werden. Von daher kann Yoga durchaus als Ersatzreligion bezeichnet werden, auch wenn nicht jeder Yogaanhänger alles in gleichem Maße praktiziert. Die Yogaforscherin De Michelis sieht im modernen körperbetonten Yoga »das Heilungsritual der säkularen Religion«.[207]

Anna Trökes betont in ihrer Anleitung für Yogakurse in Volkshochschulen: »Was in einem Yogakurs unbedingt vermieden werden sollte, ist die Einbeziehung bestimmter weltanschaulicher oder religiöser Ideologien.«[208] Demgegenüber haben viele freie Yogaschulen kein Problem damit, hinduistische Inhalte und Riten zu vermitteln.[209] Der Trend zu Esoterik und östlicher Spiritualität macht sich hier deutlich bemerkbar.

Kann man Yoga vom Hinduismus trennen?

In der westlichen Welt wird Yoga oft als Methode verstanden, die aus ihrem ursprünglichen Zusammenhang des Hinduismus herausgelöst wurde. Dies gilt besonders für den »sportlichen« Yoga, wie es in vielen Volkshochschulen und Sportvereinen angeboten wird. Hier geht es vor allem um Förderung der Beweglichkeit, Dehnung und Kräftigung von Muskeln sowie um Hilfe bei Verspannungen und Rückenproblemen. Auch die »Entspannung danach« wird oft nicht mit spirituellen Inhalten verbunden. Doch eigentlich kann man dies nicht »Yoga« nennen: Der indische Yoga hatte immer auch ein religiöses Ziel. Auch wenn manche Yogis den gesundheitsfördernden Aspekt von Yoga betonten, war für sie Yoga doch immer ein spiritueller Weg.[210] Die Körperübungen sind nur ein Schritt auf dem Weg zum Ziel – der Zustand des Samadhi beziehungsweise das Erlangen der Erlösung.

So meint auch der Yogaexperte Georg Feuerstein: »Yoga ist nicht Religion im üblichen Sinn, sondern eher Spiritualität, Esoterik oder Mystik.« Er räumt jedoch ein, dass Yoga mit hinduistischen Vorstellungen »innig verknüpft« sei. Besonders Juden und Christen würden sich an dem Monismus (Advaita) und den hinduistischen Göttervorstellungen stören.[211] Yoga – der rein »sportliche« Yoga einmal ausgeschlossen – ist untrennbar mit dem Hinduismus verbunden. Yoga bedeutet normalerweise, sich durch bestimmte Übungen zur Erlösung emporzuarbeiten, die Vereinigung mit dem göttlichen Urgrund anzustreben, sein Denken zur Ruhe zu bringen, und dabei – je nach Yogarichtung – auch Mantras zu rezitieren, die eine Anrufung hinduistischer Gottheiten darstellen. All das basiert eindeutig auf einer hinduistischen Weltanschauung. Selbst ein »säkularisierter Yoga« weist noch manche Spuren des hinduistischen Weltbilds auf und kann dazu führen, immer mehr vom hinduistischen Gedankengut zu übernehmen.

Worin unterscheiden sich Yoga und christlicher Glaube?

Es gibt einige Unterschiede zwischen einem hinduistisch geprägten Yoga und dem christlichen Glauben, die in der folgenden Tabelle kurz dargestellt werden:

Aspekt	Im Yoga	Im christlichen Glauben
Gott	ist entweder die »höchste Seele« (*Ishvara* in der Yoga-Sutra) oder manifestiert sich in vielen Gottheiten.	ist der Schöpfer des Universums, allmächtig und voller Liebe.
Das Weltverständnis	ist entweder dualistisch (Yoga-Sutra) oder monistisch (Vedanta).	ist dualistisch: Gott ist prinzipiell anders als seine Schöpfung.
Der Mensch	hat einen geistigen Wesenskern, der zur erlösenden Erkenntnis gelangen soll.	ist von Gott als Einheit von Körper, Seele und Geist geschaffen, die Erlösung bezieht den ganzen Menschen ein.
Der Körper	dient als Werkzeug, um die Erlösung zu erlangen.	gehört untrennbar zum Menschsein dazu, mit ihm ehren und dienen wir Gott in der Welt.
Die Sünde	ist nicht prinzipiell wichtig; es gibt falsches Denken und Handeln.	ist prinzipiell wichtig; sie ist eine gestörte Beziehung zu Gott und zeigt sich im falschen Denken und Handeln.
Die Erlösung	ist die Verbindung mit dem Göttlichen oder die Erfahrung der All-Einheit.	ist die von der Sünde ungetrübte Gemeinschaft mit Gott in der jetzigen und zukünftigen Welt.
Der Weg zur Erlösung	ist der Yoga, u. a. beschrieben im Acht-Stufen-Weg der Yoga-Sutra; Vergebung ist nicht nötig.	ist nur durch Gottes Gnade möglich: Durch Sündenvergebung und geistliche Erneuerung.
Jesus Christus	wird als besonderer Mensch, als Yogi oder als Verkörperung eines Gottes (Avatar) angesehen.	ist Teil des dreieinigen Gottes und wurde Mensch, um uns durch seinen Tod am Kreuz zu erlösen.

Die Lehre von Jesus	ist nur so weit relevant, wie sie zur Yogalehre passt.	ist Grundlage des christlichen Glaubens und des Lebens als Christ.
Der Teufel	kommt in der Yogalehre nicht vor; manche gehen davon aus, dass es böse Geister gibt.	ist der Feind Gottes, aber nicht allmächtig; er ist Herr der bösen Geister und will Gottes Pläne verhindern.
Die Heiligen Schriften	sind die Yoga-Sutra, die Hatha-Yoga-Pradipika; evtl. die Bhagavad-Gita, die Veden und die Upanishaden.	sind alle in der Bibel enthalten (Altes und Neues Testament).
Der Auftrag in der Welt	ist hauptsächlich, Yoga zu üben; die ersten zwei Stufen des klassischen Yoga (*yama* und *niyama*) sind mehr auf einen selbst gerichtet.	ist, Gott zu lieben und seinen Nächsten wie sich selbst. Daraus ergibt sich eine Verantwortung für die Umgebung und die Welt.

Aus dieser Übersicht wird deutlich, dass die gängige Yogalehre nicht mit dem christlichen Glauben vereinbar ist. An der Haltung zu Jesus Christus wird dies besonders deutlich: Jesus wird in der Yogaliteratur manchmal als besonderer Mensch, als ein mit »Siddhi«-Kräften ausgestatteter Yogi beschrieben, der eine Art »Jesus-Yoga« lehrte.[212] Doch sowohl dieser »Yogi Jesus« als auch Jesus als Verkörperung einer hinduistischen Gottheit (Avatar) widerspricht der Beschreibung von Jesus im Neuen Testament.

Wie kann man manche Yogaerfahrungen deuten?

Die beängstigenden Erfahrungen, die manche Yogameditierende gemacht haben, sollten zunächst einmal aus physischer und psychologischer Sicht betrachtet werden. Zum Beispiel können manche Erfahrungen durch körpereigene Stoffe und Hormone erklärt werden. Auch ist es möglich, dass sich bei der Tiefenentspannung das Unterbewusstsein meldet und sich Inhalte personhaft und bildhaft zeigen, Ängste können sozusagen »Gestalt annehmen«. In seiner Studie »Der spirituelle Weg und seine Gefahren« beschreibt der Mediziner Christian Scharfetter einige psychische Erfahrungen, die man im spirituellen Bereich machen kann, und versucht sie medizinisch und psychologisch einzuordnen.[213]

Neben dieser »natürlichen« Erklärung muss aus christlicher Sicht jedoch berücksichtigt werden, dass die Bibel personhafte geistige Wesen kennt. Die »irregeleiteten Spirits«, Geister und »Tierseelen«, von denen David Frawley schreibt,[214] werden in der Bibel als »böse Geister« oder »Dämonen« bezeichnet. Die Bibel geht von der Realität solcher Wesen aus, deren Ziel es ist, Gottes Pläne zu verhindern. Jesus sprach von Geistern, die sich in der Seele eines Menschen einnisten und ihm schaden können.[215] Im Laufe seines irdischen Wirkens hat Jesus viele kranke Menschen geheilt, andere hat er von bösen Geistern befreit.[216] Der Apostel Paulus weist darauf hin, dass der Teufel auch als »Engel des Lichts« erscheinen kann, um Menschen zu verführen.[217]

Die Bibel warnt davor, sich mit Dingen einzulassen, die in den Bereich der bösen Geister gehören, dazu gehören Hellseherei, Totenbefragung, Magie und andere Formen des Okkultismus.[218] Auch die Verehrung von Göttern durch Anrufung und Opfer kann einen Menschen in Gefahr bringen.[219] Wenn bei manchen Yogarichtungen bei der Einweihung ein scheinbar harmloses Opfer gebracht wird, dann ist das aus christlicher Sicht sehr bedenklich. Zum einen, weil es gegen das erste Gebot verstößt,[220] zum anderen, weil man sich damit in geistliche Gefahr begibt. Joan Harrison kam 1967 in Kontakt mit der Transzendentalen Meditation und berichtete später darüber:

> »Ich wurde TM-Lehrer und machte viele übernatürliche Erfahrungen. Die fanden ganz entschieden nicht nur in meinem Kopf statt, denn bevor ich sie erlebte, hatte ich solche Dinge nie für möglich gehalten. … Während meiner jahrelangen TM-

Ausübung erfuhr ich die Gegenwart von Geistern, die mir während des Meditierens zu beiden Seiten saßen. Eines Abends, während eines Trainingskurses für Lehrer, nachdem ich schon viele Stunden meditiert hatte, versuchte einer der Geister, in meinen Körper zu dringen und sich seiner zu bemächtigen. Es war grauenhaft. Erst später erfuhr ich, dass diese Geistwesen Dämonen waren. Ich spürte die Gegenwart des Bösen und widerstand seinen Versuchungen, sich meiner zu bemächtigen. Dämonische Besessenheit ist eine der stets gegenwärtigen Gefahren der sogenannten ›höheren‹ Bewusstseinsstufen.«[221]

Joan Harrison konnte später als Christ ihre Erfahrungen als Wirkung von bösen Geistern deuten – und Befreiung davon erfahren. Auch Ina Griebsch, die zehn Jahre lang Yogameditation ausgeübt hat,[222] machte sehr negative Erfahrungen damit: Sie spürte, wie sie die Türen ihrer Seele für andere Wesen geöffnet hatte und sie sie nicht mehr loswurde. »Es war die Hölle. (...) ›Menschen‹, ›Tiere‹, ›Dämonen‹ und andere Wesen belagerten mich pausenlos.« Durch das Buch des ehemaligen Gurus und Yogis Rabindranath Maharaj fand sie noch in Indien Jesus Christus, Befreiung und ein neues Leben.[223]

Aus christlicher Sicht können paranormale Erfahrungen wie die »Siddhi«-Kräfte auch als Wirkung von Geistwesen erklärt werden. Im Neuen Testament werden einige Menschen erwähnt, die durch die Einwirkung von Geistern übernatürliche Fähigkeiten bekamen.[224] Das bedeutet natürlich noch nicht, dass jede außergewöhnliche Erfahrung bei der Yogameditation auf der Wirkung von Geistwesen beruht. Hier gilt es vorsichtig zu unterscheiden und alle Erklärungsmöglichkeiten gut abzuwägen – physische, psychische und spirituelle.

Wie kann man den Yoga als Christ beurteilen?

Unterschiedliche Antworten

Diese Frage wird in christlichen Kreisen sehr unterschiedlich beantwortet.[225] Eine pauschale Antwort ist schon deshalb nicht möglich, weil es so viele Arten von Yoga gibt. Zudem gibt es unter Christen unterschiedliche Meinungen darüber, welche spirituellen Formen angemessen sind und wie viel Elemente man aus anderen Kulturkreisen übernehmen kann.

Ein Blick in die Bibel zeigt, dass der Körper bei spirituellen Handlungen durchaus mit einbezogen wurde, zum Beispiel in den verschiedenen Gebetshaltungen:[226] Mose betete stehend mit erhobenen Händen, eine bekannte Gebetshaltung.[227] Wir wissen nicht, wie dies genau aussah, aber wenn dabei Moses Oberarme horizontal, die Unterarme vertikal und die Handflächen zum Kopf ausgerichtet waren, dann entspricht dies der Yogahaltung des »Adlers«. Oder die Gebetshaltung Elias, mit dem Kopf zwischen den Beinen auf dem Boden kauernd,[228] die bekannten Yogapositionen ähnelt. Wir können Gott mit unserem ganzen Körper anbeten. Da unsere Körperhaltung etwas von unserer inneren Einstellung ausdrückt, ist eine Variation der Gebetshaltung durchaus hilfreich und wird von vielen Christen auch so praktiziert. So gibt es auch in evangelikalen Kreisen Anleitungen zu mehr körperorientierten Formen der Spiritualität, zum Beispiel zum »Körpergebet«,[229] Formen, die von christlichen Wüstenvätern, Mönchen und Mystikern schon lange Zeit praktiziert wurden. Das Christentum hat schon immer Riten und Formen aus anderen Kulturen übernommen, zum Beispiel das Händefalten beim Gebet. Eine derartige Übernahme oder Anpassung ist nicht prinzipiell abzulehnen, doch muss jede Form daraufhin untersucht werden, ob ihr Inhalt und was damit verbunden wird, mit den biblischen Lehren übereinstimmt.

Auch der Rückzug in die Stille ist an einigen Stellen der Bibel zu finden. Jesus verbrachte vierzig Tage in der Wüste bei Fasten und Gebet, zog sich immer wieder allein auf einen Berg zurück, um zu beten.[230] Die Bibel fordert uns auf, still zu werden, um auf Gott zu warten und zu erkennen, dass er Gott ist.[231] So gehört auch der zeitweise Rückzug aus dem normalen Leben, die Einkehr und Besinnung zu einer biblisch fundierten Spiritualität.

In diesem Sinn sind manche Christen bereit, auch Elemente des Yoga (oder der Zenmeditation) in die christliche Spiritualitätspraxis zu übernehmen. So wird versucht, die Inhalte des Yoga mit christlichen Glaubensinhalten und besonders mit der mystischen Tradition des Christentums zu vereinbaren. Man verweist darauf, dass die ursprüngliche Lehre des Yoga eine dualistische Lehre (Samkhya) war und man mit dem Yoga nicht zwangsläufig eine All-Einheitslehre übernehmen müsse. Man betont die Ähnlichkeit der mystischen Erfahrungen auf beiden Seiten und sieht Yoga als Hilfe an, die christliche Glaubenserfahrung zu vertiefen.[232] So gibt es besonders im katholischen Raum manche Yoga praktizierende Geistliche, Einkehrtage zu »Yoga und christliche Spiritualität« und manche Literatur, die ein »Yoga für Christen« empfiehlt.[233] Auch im evangelischen und freikirchlichen Bereich ist eine Annäherung an den Yoga festzustellen.[234]

Es gibt Dinge, die man als Christ nicht mitmachen kann

Bei der allzu bereitwilligen Übernahme von Yogainhalten besteht die Gefahr, dass die Unterschiede zwischen Christentum und Yoga verwischt werden, und dass man sich immer mehr einem hinduistischen Weltbild nähert, ohne es zu hinterfragen. Einem Christen, der sich an der Bibel und der traditionellen christlichen Lehre orientiert, geht es schließlich um Begegnung mit Gott und nicht um »Ich-Transzendierung« oder Verschmelzung mit dem Göttlichen.[235] Er meditiert über Gott und sein Wort und nicht über Mantras und Yantras. Er richtet sein Denken auf Gott, aber schaltet es nicht ab. Er will Gott mit seinem Körper ehren, aber sieht ihn nicht als Werkzeug, um die Erlösung zu erlangen. Hier sind deutliche Grenzen gesetzt, was die Übernahme von Inhalten des Yoga in die christliche Glaubenspraxis angeht. Ein Christ wird keinesfalls hinduistische Götter oder Gurus verehren können, sei es durch Verneigung vor einem Bild oder durch das Rezitieren von Mantras. Oder er wird sich nicht der Gefahr aussetzen, in Kontakt mit Geistern zu kommen, indem er Kundalini-Meditation betreibt.

Dabei ergibt sich auch die Frage, ob es Christen überhaupt nötig haben, so viele Anleihen beim Yoga zu machen. So schreibt der Philosoph und Indologe Klaus Klostermaier am Ende seines umfassenden Werks über den Hinduismus: »Man kann mit gutem Recht bezweifeln, ob die indische Yoga-Tradition etwas Wesentliches besitzt, was der abendländisch-christlichen asketisch-mystischen Tradition abgeht.«[236]

Yogaelemente können nur dann praktiziert werden, wenn sie von ihrem hinduistischen Hintergrund möglichst befreit worden sind. So ist nichts gegen die »sportliche« Ausübung von Yogahaltungen zu sagen – aber die Frage ist, ob das dann noch Yoga ist. Und wäre es dann nicht einfacher, eine andere Form der Gymnastik wie etwa Pilates zu wählen? Eine allgemeine Antwort wird nicht möglich sein. Hier muss jeder Christ selbst abwägen und zu einem Urteil kommen.

Immer mehr Christen stehen vor der Frage, wie sie Yoga beurteilen sollen. Der eine fragt sich, ob er einen bestimmten Yogakurs besuchen soll. Der andere wird auf einer betrieblichen Schulung damit konfrontiert. Wieder ein anderer erfährt, dass Yoga im Schulunterricht seiner Kinder integriert werden soll. Vielleicht können folgende Fragen bei der Entscheidungsfindung helfen:

1. Um welche Art von Yoga handelt es sich? Welchem Ziel dient der Kurs? Ist es Yoga als Gymnastik, als Entspannung, als Meditation oder als Ersatzreligion?
2. Welche Rolle spielen religiöse Elemente im Raum und im Kurs selbst (Bilder, Altar, Opfer, Gesang, Verehrung eines Gottes oder Gurus)?
3. Welche Elemente des Yoga werden praktiziert und wie werden sie begründet (Asana, Pranayama, Mantra, Mudra usw.)?
4. Wird eine Form der Meditation ausgeübt, die man selbst nicht gutheißen kann?

5. Wird es respektiert, dass man als Christ bestimmte Grundüberzeugungen hat und vorsichtig ist?

Yoga und das Joch von Jesus

Eins der bekanntesten Worte von Jesus lautet:

> »Kommt alle her zu mir, die ihr müde seid und schwere Lasten tragt, ich will euch Ruhe schenken. Nehmt mein Joch auf euch. Ich will euch lehren, denn ich bin demütig und freundlich, und eure Seele wird bei mir zur Ruhe kommen. Denn mein Joch passt euch genau, und die Last, die ich euch auflege, ist leicht« (Matthäus 11,28-30)[237].

Interessanterweise ist »Joch« auch die erste Wortbedeutung von »Yoga«. Yoga ist das Angeschirrt-Sein, die Anspannung. Jesus fordert uns nun auf, sein Joch, gewissermaßen sein »Yoga«, auf uns zu nehmen, und alles, was Jesus in diesen Versen sagt, bekommt auf dem Hintergrund des Yoga eine besondere Bedeutung: Wir sind vielleicht müde und leiden unter manchen schweren Lasten. Doch wir brauchen keine schweren Lasten zu tragen, um uns selbst zu erlösen. Wir finden bei Jesus die Ruhe, die wir so sehr suchen. Unsere Seele kann bei ihm zur Ruhe kommen. Wenn wir einen geistlichen Lehrer, einen Yogi oder Guru, suchen, dann finden wir das bei Jesus: Er selbst will unser Lehrer sein. Er ist demütig und freundlich, er ist vertrauenswürdig und integer. Jesus verspricht uns kein Leben ohne Lasten, kein Herausgehobensein aus dem alltäglichen Leben. Doch sein Joch, seine Last, die er uns auflegt, ist leicht. Jesus ruft »Kommt her zu mir!« und lädt uns damit ein, ihm persönlich zu begegnen.

4. Übersicht über moderne Yogastile

Ashtanga-Yoga ist eine sportliche Variante des Hatha-Yoga, die den »achtgliedrigen« (»*ashtanga*«) Yogaweg betont; manchmal ist damit auch das von Pattabhi Jois begründete »Ashtanga-Vinyasa-Yoga« gemeint (siehe »Vinyasa-Yoga«).

Bikram-Yoga wurde von Bikram Choudury entwickelt und wird in einem beheizten Trainingsraum (38–40 °C) durchgeführt. In einer Einheit von 90 Minuten Dauer werden 26 Asanas in einer bestimmten Reihenfolge zweimal durchgeführt; ein sehr sportlich orientierter Yoga, der recht große Beweglichkeit erfordert und in den USA sehr beliebt ist.

Hatha-Yoga ist die im Westen bekannteste Form des Yoga, die verschiedene andere Yogastile geprägt hat. »Hatha« bedeutet »Anstrengung«, wird aber meist als Verbindung von »ha« (Sonne) und »tha« (Mond) gedeutet. Demnach sollen die gegensätzlichen Pole im Menschen durch eine Mischung aus Körperübungen, Atemtechniken und Meditation in Balance gehalten werden.

Hormonyoga wurde von der Brasilianerin Dinah Rodriguez für Frauen entwickelt, um ihren Hormonspiegel durch Asanas, Atem- und Meditationsübungen auszugleichen. Eine Mischung aus Hatha-Yoga, Kundalini-Yoga und tibetischen Energieübungen.

Integraler Yoga wurde durch den Bengalen Aurobindo Ghose (1872–1950) begründet und durch seine Schriften weit verbreitet. Viele besuchten seinen Ashram »Auroville« in Pondicherry, Südindien. Ein meditationsbetonter Yogaweg ohne Rituale, Körper- und Atemübungen, bei dem man sich für die höhere Kraft (»Mutter«) öffnet.

Iyengar-Yoga wurde von B. K. S. Iyengar (*1918) begründet, einem Schüler von Sri Krishnamacharya (siehe Vini-Yoga). Iyengar-Yoga ist eine Form des Hatha-Yoga und betont die präzise Ausführung und das lange Halten von Körperübungen. Auch

Blöcke, Seile und Gurte etc. werden verwendet; Anatomie und Physiologie werden stärker berücksichtigt. Iyengar empfiehlt auch Übungsreihen für bestimmte Krankheitsbilder. Diese Art Yoga ist weniger für Anfänger und Menschen mit körperlichen Problemen geeignet (www.iyengar-yoga-deutschland.de).[238]

Jivamukti-Yoga wurde von der Tänzerin Sharon Gannon und dem Künstler David Life 1986 in New York auf der Grundlage der Lehren verschiedener indischer Yogis entwickelt. Die Yogaübungen werden von Musik begleitet und fließend miteinander verbunden. Dies wird ergänzt durch Meditation, Mantra-Singen und die Rezitation alter Yoga-Texte. Das Ziel ist »Jivamukti«, die »Befreiung der Seele« (www.jivamuktiyoga.de).

Kriya-Yoga ist ein mehr meditationsbetonter Yoga, es werden nur wenige Körper- und Atemübungen des Hatha-Yoga übernommen. Er wurde durch P. Yogananda (1893–1952) im Westen verbreitet.

Kundalini-Yoga wurde durch den aus der Tradition der Sikhs stammenden Yogi Bhajan (1929–2004) im Westen bekannt gemacht. Ausgehend vom klassischen Hatha-Yoga werden neben den Körperhaltungen bestimmte Meditationstechniken wie die Kundalini-Meditation stark betont. Bhajan gab Kurse in vegetarischer Ernährung, gründete die 3HO (Healthy, Happy, Holy, Organization) und einige weitere wirtschaftliche Unternehmungen.

Power Yoga kann für mehrere Yogastile stehen: Zum einen eine vereinfachte Form des Hatha-Yoga mit einem Schwerpunkt auf Work-out und Fitness. Zudem ist »Power Yoga« in den USA und zunehmend auch in Deutschland gleichbedeutend mit dem »Ashtanga-Vinyasa-Yoga«.

Raja-Yoga bedeutet »königlicher Yoga«. Eine andere Bezeichnung für einen Yoga, der sich nach den acht Stufen des Yogawegs der »Yoga-Sutra« von Patanjali richtet, aber die letzten drei (meditativen) Stufen davon mehr betont.

Sivananda-Yoga wurde von Svami Sivananda (1887–1963) entwickelt und durch seinen Schüler Swami Vishnu-Devananda

(1927–1993) seit den 1960er-Jahren im Westen verbreitet. Derzeit gibt es viele Zentren weltweit. Sivananda-Yoga betont den spirituellen Aspekt und steht in der Tradition der Guru-Verehrung. Ein Programm von zwölf anspruchsvollen Körperhaltungen (Asanas) werden durch Meditation, Mantra-Singen und Kurse in vegetarischer Ernährung ergänzt (www.sivananda.org).

TriYoga wurde von der amerikanischen Yogalehrerin Kali Ray entwickelt; ein sanfter Stil, bei dem die Asanas durch fließende Übergänge (»flows«) verbunden werden. Hinzu kommen Handstellungen (Mudras) und Atemübungen. »Tri« steht für die Dreiheit von Körper, Seele und Geist.

Vini-Yoga wurde von T. Krishnamacharya begründet, durch seinen Sohn Desikachar und andere Familienmitglieder im Westen verbreitet. Sein Schüler Pattabhi Jois begründete das ähnliche »Power-Yoga«. Die Körperhaltungen (Asanas) werden als Sequenzen ohne lange Pausen durchgeführt. Man bietet auch Einzelunterricht mit therapeutischer Zielsetzung an.

Vinyasa-Yoga (auch »Ashtanga-Vinyasa-Yoga«) wurde von Patthabi Jois (1915–2009), einem Schüler von T. Krishnamacharya (siehe Vini-Yoga) begründet. Ein sehr körperorientierter Yoga, bei dem festgelegte Asanas durch gleitende Übergänge (»Vinyasa«) miteinander verbunden werden. Man legt Wert auf eine starke Atemtechnik. Diese Yogavariante wird häufig in Fitness-Studios angeboten, da der körperliche Aspekt im Vordergrund steht. In den USA ist er auch unter dem Namen »Power Yoga« bekannt.

Yoga Vidya ist aus dem Sivananda-Yoga entstanden (siehe dort). Yoga Vidya ist mittlerweile der größte Yogaanbieter in Deutschland mit 68 Zweigstellen in Deutschland und Österreich sowie Seminar- und Einkehr-Häusern (www.yoga-vidya.de).

Yoga Pilates/Yogilates ist eine Mischung aus Yoga und Pilates, einer Gymnastik mit großen Ähnlichkeiten zu Yogaübungen. Näheres dazu im Abschnitt: »Die Verwandten des Yoga: Pilates und Co.«

Neben den hier genannten gibt es noch weitere Yogarichtungen wie Yogawalking, Aquayoga, Craniosacrales Yoga sowie »Lach-Yoga« – um nur einige aufzuzählen. Aufgrund des momentanen Booms ist damit zu rechnen, dass sich noch weitere Yogastile herausbilden.

Literatur

Ein Überblick über die wichtigste Literatur zum Yoga.

Yoga allgemein

- BDY (Berufsverband Deutscher Yogalehrer) (Hrsg.). *Der Weg des Yoga*. Petersberg: Via Nova, 5. Aufl. 2007.
- Eliade, Mircea. *Yoga. Unsterblichkeit und Freiheit*. Frankfurt: Suhrkamp/Insel Verlag 1985.
- Feuerstein, Georg/Payne, Larry. *Yoga für Dummies*. Bonn: MITP-Verlag 2000.
- Friedrich, Elvira. *Yoga, der indische Erlösungsweg. Das klassische System und seine Hintergründe*. Diederichs gelbe Reihe 138, München: Diederichs 1997.
- Hirschi, Gertrud. *Mantra-Praxis. Worte der Kraft für Gesundheit, Erfolg und spirituelle Entwicklung*. München: Goldmann-Verlag 2007.
- Hölling, Werner/Buskies, Wolfgang. *Yoga. Bewegung, Atmung, Entspannung*. Wiebelsheim: Limpert Verlag 2007.
- Iyengar, B. K. S. *Licht auf Yoga*. München: O. W. Barth Verlag, 7. Aufl. 1993.
- Iyengar, B. K. S. *Der Urquell des Yoga*. München: O. W. Barth Verlag 1995.
- Kaur Seitz, Anand. *Kundalini-Yoga. Harmonie für Körper und Seele durch die Chakra-Energien*. Reinbek: Rowohlt, 6. Aufl. 2008.
- Krishna, Gopi. *Kundalini. Erweckung der geistigen Kraft im Menschen*. München: O. W. Barth Verlag 1967/2009.
- Patañjali: *Die Wurzeln des Yoga. Die klassischen Lehrsprüche des Patañjali – die Grundlage aller Yoga-Systeme*; Bern, München, Wien: O. W. Barth 1976.
- Petersen, Erling. *Yoga. Das große Übungsbuch für Anfänger und Fortgeschrittene*. München: Heyne, 3. Aufl. 2001.
- Swenson, Doug. *Power Yoga für Dummies*. Weinheim: Wiley-VCH Verlag 2008.
- Tietke, Mathias. *Yoga in seiner Vielfalt. Interviews mit Lehrenden*. Stuttgart: Theseus Verlag 2008.
- Trökes, Anna. *Yoga. Ankommen in Körper, Geist und Atem. VHS-Handbuch*. Stuttgart: Klett 2003.

- Trökes, Anna. *Das große Yoga-Buch. Das moderne Standardwerk zum Hatha-Yoga*. München: Gräfe und Unzer, 5. Aufl. 2004.
- Vishnu-Devananda, Swami. *Das große illustrierte Yoga-Buch*. Bielefeld: Aurum-Verlag, 9.Aufl. 2005.
- Weiss, Hartmut. *Quellen des Yoga. Klassische Texte der Körper- und Geistesschulung*. Bern, München, Wien: O.W.Barth 1986.

Geschichte des Yoga/Yoga im Westen

- Baier, Karl. *Yoga auf dem Weg nach Westen: Beiträge zur Rezeptionsgeschichte*. Würzburg: Königshausen & Neumann 1998.
- De Michelis, Elizabeth. *A history of modern yoga: Patañjali and Western esotericism*. London: Continuum 2006.
- Feuerstein, Georg. *Die Yoga Tradition: Geschichte, Literatur, Philosophie & Praxis*. Wiggensbach: Yoga-Verlag 2008.
- Fuchs, Christian: *Yoga in Deutschland. Rezeption, Organisation, Typologie*. Stuttgart: Kohlhammer 1990.
- Tietke, Mathias. *Der Stammbaum des Yoga: 5 000 Jahre Yoga – Tradition und Moderne*. Stuttgart: Theseus Verlag 2007.

Yoga aus medizinischer und therapeutischer Sicht

- Coulter, H. David. *Anatomie des Hatha-Yoga*. Wiggensbach: Yoga-Verlag 2009.
- Fuchs, Christian. *Yoga im Spiegel der Wissenschaft*. Broschüre, herausgegeben vom BDY, Göttingen 2000, Download unter: www.yoga.de/bdy_publikationen/.
- Jain, Mukesh D./Hepp, Hedwig H. *Yoga als adjuvane Therapie. Einführung in Krankheitslehre, Heilmethode und Übungen*. Stuttgart: Hippokrates 1998.
- Kaminoff, Leslie. *Yoga Anatomie*. München: Riva-Verlag 2010.
- Mitzinger, Dietmar. *Yoga in Prävention und Therapie. Ein Manual für Yogalehrer, Therapeuten und Trainer.* Köln: Deutscher Ärzte-Verlag 2009.
- Pohl, Monika Alicja. *Yoga in der Physiotherapie. Theorie und Praxis*. München: Pflaum Verlag 2010.
- Scharfetter, Christian. *Der spirituelle Weg und seine Gefahren*. 3. Aufl. Stuttgart: Enke 1994.

Christlicher Glaube und Yoga: Verbindend

- Bochinger, Erich/Martin, Gerhard. *Gesammeltes Leben. Christliche Meditation, Gebet und Yoga.* Christliche Verlagsanstalt Konstanz 1991.
- Frenz, Albrecht. *Christlicher Yoga. Christliche Begründung einer indischen Meditationsweise.* Kiel 1989.
- Schmidt, Wieland. *Yoga für Christen. Ein Übungsbuch.* Freiburg u. a.: Herder 1991.
- Thomm, Markus. *Spiritualität mit Leib und Seele. Yoga für Christen.* Vallendar-Schönstadt: Patris-Verlag 2005.

Christlicher Glaube und Yoga: Kritisch

- Aagard, Johannes. »Was Yoga wirklich ist«; hrsg. vom »Arbeitskreis Religiöse Gemeinschaften« der Vereinigten Evang.-Luth. Kirche Deutschlands (siehe www.religio.de/dialog/196/196s13.html).
- Angelé, Michael. *Swami Muktananda, sein Siddha Yoga und die religiöse Praxis seiner Schüler heute.* Orientierungen und Berichte Nr. 19, EZW, Stuttgart 1994.
- Haack, Friedrich-Wilhelm. *Guruismus und Guru-Bewegungen.* München: Ev. Presseverband 1982.
- Haack, Friedrich-Wilhelm. *Transzendentale Meditation.* München: Evang. Presseverband 1992 (6. Aufl.).
- *Handbuch religiöse Gemeinschaften und Weltanschauungen.* Herausgegeben von Hans Krech und Matthias Kleiminger im Auftrag der Kirchenleitung der VELKD. Gütersloh: Gütersloher Verlagshaus, 6. Aufl. 2006; darin die Beträge »Guruismus« (S. 800ff) und »Yoga« (S. 806ff).
- Hummel, Reinhart. *Indische Mission und neue Frömmigkeit im Westen.* Stuttgart: Kohlhammer 1980.
- Hummel, Reinhart. *Yoga – Meditationsweg für Christen? Probleme einer christlichen Yoga-Rezeption.* Stuttgart: EZW-Texte/Information 112, 1990; Download: www.ekd.de/ezw/dateien/EZWINF112.pdf.
- Hunt, Dave. *Yoga. Harmlose Gesundheitsübung oder esoterische Religion?* Steffisburg: CLKV 2009.
- Maharaj, Rabindranath R. *Der Tod eines Guru,* Bielefeld: CLV 2007.

Yoga-Zeitschriften

- Deutsches Yoga-Forum: seit 1980; zweimonatliche Zeitschrift des BDY; www.yoga.de/bdy_publikationen/(mit Artikeln zum Download).
- Yoga aktuell – Magazin für Yoga und Spiritualität: seit April 2000; zweimonatliche Zeitschrift, in vielen Zeitschriftenländen erhältlich; www.yoga-aktuell.de.
- Yoga International: zweimonatliche Zeitschrift, herausgegeben vom Himalaya-Institut (USA); www.himalayaninstitute.org/yogaplus/.
- Yoga and Health: seit 1975, monatliche Zeitschrift aus Großbritannien; bis 1988 unter dem Titel Yoga today; www.yogaandhealthmag.co.uk.
- Yoga Journal: erscheint in den USA mit 9 Ausgaben pro Jahr; seit 1975; www.yogajournal.com.
- Yoga Journal; deutsche Ausgabe mit 6 Ausgaben im Jahr; www.yogajournal.de.
- Yoga Journal (Schweiz); seit 1997; zweimal jährlich; www.yogajournal.ch.

Informationen über Yoga im Internet

Yoga-Verbände

- Berufsverband Deutscher Yogalehrer e. V. (BDY): www.yoga.de und www.bdy.de
- Berufsverband der Yoga Vidya Lehrer/innen (BYV): www.yoga-vidya.de/netzwerk/byv
- Deutscher Yoga Dachverband: www.dyv.de
- Deutsche Yoga-Gesellschaft e. V.: www.yoga-uryoga.de
- Europäische Yoga Union/Union Européenne de Yoga/(EYU/UEY): www.yogaeurop.com
- Berufsverband der Yogalehrenden in Österreich (BYO): www.yoga.at
- Schweizer Yogaverband: www.swissyoga.ch
- Yoga Schweiz (ehemals: Schweizerische Yoga-Gesellschaft (SYG)): www.yoga.ch

Verschiedene Informationen über Yoga

- Der »Yoga Guide« mit Information über Yoga in Österreich, auch zum Download: www.yogaguide.at
- Ein Lexikon zu allem rund um Yoga: www. yogawiki.de
- Informationen aus der Welt des Yoga: www.yogaservice.de
- Der »Yoga Katalog« bietet Hinweise auf Schulen, Verbände, Bücher, Zeitschriften, Veranstaltungen etc.: www.yoga-katalog.de
- Eine auf Yoga spezialisierte Internet-Suchmaschine: www.yogasuche.de
- Informationen zu Yogareisen, -ferien, -häusern und -seminaren: www.yogatravel.net
- Bücher, CDs, DVDs, Yoga-Matten und weitere Accessoires: www.yogishop.com
- Spezialisierte Yoga-Netzwerke (Communities): www.yogapad.de; www.my.yoga-vidya.org; www.yogafriends.de
- Links zu verschiedenen Yoga-Anbietern: www.yoga-links.de

Verschiedene Yogaschulen

- Berliner Yoga-Zentrum: www.byz.de
- Himalaya-Institut: www.himalaya-institut.de
- Integrale Yogaschule: www.integrale-yogaschule.de
- Online Yoga-Studio: www.yogaeasy.de
- Pranayogaschule: www.pranayogaschule.de
- Yoga Akademie Berlin: www.yogaakademie.de
- Yoga Akademie Bad Boll: www.yoga-akademie.de

Artikel und Broschüren zum Download

- Bayer, Karl. *Iyengar and the Yoga Tradition*: http://iyengar-yoga.de/index.php?id=28
- Bayer, Karl. *On the Philosophical Dimensions of âsanâ*: http://iyengar-yoga.de/index.php?id=28
- Bayer, Karl. *Was ist ein Asana?*: http://iyengar-yoga.de/index.php?id=28
- Fuchs, Christian. *Yoga im Spiegel der Wissenschaft*. Broschüre, herausgegeben vom BDY, Göttingen 2000: www.yoga.de/bdy_publikationen.
- Gupta, Hedwig H., »Yoga als Therapie« in: *Deutsches Yoga-Forum* 5/08, S. 14ff; Download bei: www.yoga.de/bdy_publikationen/

Glossar zu Begriffen aus Yoga und Hinduismus

Advaita »Nicht-Zweiheit«, d. h. Monismus; Grundbegriff des Vedanta-Philosophie.

Âsana »Sitz, Stellung«; ursprünglich sitzende Haltung, später für alle Körperübungen des Yoga; dritte Stufe des achtgliedrigen Yoga-Wegs nach Patanjali.

Âshram Zentrum für religiöse Studien und Meditation; Wohngemeinschaft einer religiösen Gruppe, die meist von einem Meister geleitet wird.

Ashtanga »Acht Glieder« – der achtgliedrige Yogaweg, die Patanjali in der Yoga-Sutra erklärt. Auch die Bezeichnung für einen bestimmten Yoga-Stil.

Âtman Das Selbst, die Seele, der Geist (des Menschen).

Avatâr(a) Erscheinungsform eines hinduistischen Gottes, meist Vishnu.

Âyurveda »Wissen über das Leben«; altindische Heilkunst.

Bandha »Band, Fessel, Verschluss«, Anspannung bestimmter Muskeln zur Lenkung der Prana-Energie (Hatha-Yoga).

Bhagavad-Gîtâ »Gesang des Erhabenen«; sehr bekannte klassische indische Schrift; Teil des großen Epos »Mahâbhârata«.

Bhakti »Hingabe« an eine Gottheit; als »Bhakti-Yoga« einer der Hauptwege zur Erlösung (durch Devotion und Hingabe) im Hinduismus.

Brahma Der hinduistische Schöpfer-Gott; mit Vishnu (Erhalter) und Shiva (Zerstörer) in einer Dreiheit. Nicht identisch mit »Brahman«.

Brahman Das Absolute in der Vedânta-Philosophie; der göttliche Urgrund; der universale Geist; nicht identisch mit »Brahma«.

Chakra »Kreis, Rad«; ein Energiezentrum im Astralkörper; im Hatha- und Kundalini-Yoga werden sieben Chakras entlang der Wirbelsäule betont.

Deva, Devatâ Gott, Gottheit der Götterwelt des Hinduismus.

Guru »Schwer, gewichtig«; spiritueller Lehrer und Führer, der auch Schüler rituell einweiht.

Hatha »Kraft«, »Gewalt«, »Anstrengung«. Hatha-Yoga wäre damit das Yoga der Gewalt bzw. Anstrengung. Hatha wird aber meist als Verbindung von »ha« (Sonne) und »tha« (Mond) gedeutet, die für gegensätzliche Pole im Menschen stehen, die durch Yoga zur Balance gebracht werden sollen; Hatha-Yoga ist das klassische Yoga und betont Körperübungen, Atemtechniken und die Steuerung von Energien.

Jñâna »Erkenntnis«, »Wissen«, »Weisheit«; sprachlich verwandt mit griech. »Gnosis«; als Jñâna-Yoga einer der Hauptwege zur Erlösung (durch Erkenntnis der Weltzusammenhänge).

Karma »Tat«, »Werk«, »Handlung«; Gesetz von Ursache und Wirkung, nach dem der Mensch die Konsequenz für sein Handeln im nächsten Leben zu tragen hat. Karma-Yoga ist einer der Hauptwege zur Erlösung (durch gutes Handeln und Pflichterfüllung).

Krishna Verkörperung des Gottes Vishnu; lehrt in der Bhagavad-Gîtâ über verschiedene Wege der Erlösung, wird im »Bhakti-Yoga« hingebungsvoll als oberster Gott verehrt.

Kundalinî Von »kundala« = »die Zusammengerollte«. Eine Energie, die als zusammengerollte Schlange im Chakra am unteren Ende der Wirbelsäule gedacht ist. Durch Yoga-Meditation soll sie durch die Chakren nach oben steigen und sich mit dem Göttlichen vereinigen (Tantrismus, Hatha-Yoga).

Mantra Heiliger Ton oder Klang (Silbe, Wort oder Satz), der bei der Meditation verwendet wird; das bekannteste ist »OM«; viele Mantras stehen für den Namen eines hinduistischen Gottes. Sie werden oft von einem Guru persönlich vergeben.

Moksha Erlösung (von weltlichen Bindungen und vom Kreislauf der Reinkarnation); eigentlich: Auflösung (wie ein Tropfen im Meer).

Mudrâ »Siegel«; Symbolische Hand- oder Körperhaltung im Hatha-Yoga und im indischen Tanz; beim Yoga sollen dadurch spirituelle Kräfte verdichtet und gelenkt werden.

OM Im Sanskrit AUM geschrieben; grundlegendes Mantra; Lautsymbol für den göttlichen Urgrund Brahman.

Patanjali Unbekannter Verfasser der »Yoga-Sutra«; nach Hindu-Tradition identisch mit dem gleichnamigen Grammatiker (2. Jahrhundert v. Chr.).

Prâna »Atem«, »Hauch«, »Wind«, auch Atmung und Lebensenergie.

Prânâyâma Atemkontrolle, die vierte Stufe auf dem Yogaweg des Patanjali.

Samâdhi »Verschmelzung, Versenkung, Ekstase«; Zustand, bei dem die Seele (Atman) in den göttlichen Urgrund eintaucht; letzte Stufe auf dem achtgliedrigen Yoga-Weg des Patanjali.

Sâmkhya »Aufzählung«; eine von sechs anerkannten philosophischen Systemen des Hinduismus; verwandt mit der Yoga-Philosophie.

Shakti »Macht, Kraft, Stärke«; besonders die weibliche göttliche Kraft; Gattin Shivas; wird auch als Mutter-Gottheit verehrt.

Shiva »Gütig«; mit Brahma und Vishnu einer der drei Hauptgötter des Hinduismus, mit dem Aspekt des Zerstörers.

Siddhi »Vollkommenheit«; übernatürliche Kraft oder Befähigung, die man laut Yoga-Sutra durch Yoga erlangen kann.

Sûtra »Faden«; (heiliger) Lehrtext, z. B. die »Yoga-Sûtra« des Patanjali.

Swami Mönch, spiritueller Lehrer; auch als Ehrentitel.

Tantra »Gewebe, Geflecht«; Lehrrichtung im Hinduismus, die den Körper und die Lenkung von spirituellen Energien betont; der »linkshändige« Tantrismus nutzt auch magische Kräfte und sexuelle Rituale.

Upanishad »Nahe dran sitzen«; Geheimlehre; eine Sammlung heiliger Schriften des Hinduismus, in dem die nichtdualistische Advaita-Lehre thematisiert wird.

Veda (heiliges) »Wissen«; die vier Veden sind die heiligen Schriften des Hinduismus.

Vedânta »Ende der Veden«, meist auf die Upanishaden bezogen; philosophisches System im Hinduismus, nach der alles eins ist.

Vishnu Eine der drei Hauptgottheiten des Hinduismus (mit Brahma und Shiva); mit dem Aspekt des Erhalters.

Yantra »Instrument«; geometrisches Symbol als Darstellung transzendenter Wirklichkeit, dient als Meditationshilfe, ähnlich einem Mandala.

Yoga »Joch, Verbindung«; von der Wurzel »yuj« (anjochen, verbinden); Körperübungen und Meditation als Weg zur Erlösung; im allgemeineren Sinn auch als »Erlösungsweg« (Karma-Yoga, Bhakti-Yoga, Jñâna-Yoga).

Yogi(n)/Yogini Ein Yogapraktizierender (männliche/weibliche Form).

Anmerkungen

[1] Zum Beispiel Konzerte von WAH oder gemeinsames »Chanten« von Mantras.

[2] Das Interesse daran ist inzwischen so stark geworden, dass die IHK Saarland eine zertifizierte Yogalehrer-Ausbildung anbietet, was in organisierten Yoga-Kreisen jedoch auf Ablehnung stößt.

[3] Die Innervestment-Studie »Spirit Index 2009« wurde von dem Marktforschungsinstitut TNS Infratest durchgeführt; dazu wurden 1000 Deutsche (802 in West- und 198 in Ostdeutschland) über 14 Jahren telefonisch in Privathaushalten befragt; Download unter www.innervestment.com.

[4] Vgl. Anna Trökes. *Yoga. Ankommen in Körper, Geist und Atem. VHS-Handbuch*. Stuttgart: Klett 2003, S. 5ff. »Der überwiegende Anteil der Übenden verfügt über eine mittlere bis hohe Schulbildung und ist berufstätig. Unter den Berufsgruppen fällt ein hoher Anteil von Menschen in sozialen, pädagogischen und Gesundheitsberufen auf.« (ebd., S. 7).

[5] Vgl. Mathias Tietke. *Der Stammbaum des Yoga: 5000 Jahre Yoga – Tradition und Moderne.* Stuttgart: Theseus Verlag 2007, S. 298ff, mit Quellenangaben; weitere Quellen: Interview mit Sting in *Yoga aktuell* 03/2010, S. 68ff; Ruth Maria Kubitschek (*Yoga aktuell* 4/08, S. 76ff); Thomas D. von »Die Fantastischen Vier« (*Yoga Journal* 03/2010, S. 20ff); Paul Simon, Luciano Pavarotti (*Yoga aktuell* 4/08, S. 10).

[6] Elisabeth Liebl (Übers.). *Das internationale Yoga-Kochbuch.* Freiburg: Bauer 1999.

[7] Innervestment-Studie »Spirit Index 2009«, siehe Anmerkung Nr. 3.

[8] Vgl. die Artikel-Reihe »Männer-Yoga im Trend« in: *Yoga aktuell*, z. B. 4/2008, S. 14; Ausgabe 4/2010 enthält ein spezielles Dossier »Yoga für Männer«.

[9] Zu den folgenden Angaben vgl. Heike Pöhlmann, »Yoga und Fußball« in: *Yoga Aktuell* 4/2009, S. 38ff; Heike Pöhlmann, »Klare Ziele. Interview mit Oliver Bierhoff« in *Yoga Aktuell* 4/2009, S. 41 ff.

[10] Patrick Broome. *Yoga für den Mann*. Mit einem Vorwort von Oliver Bierhoff. München: Nymphenburger 2009.

[11] Innervestment-Studie »Spirit Index 2009«, siehe Anmerkung Nr. 3; vgl. www.business-yoga.com.

[12] *Focus*-Titel: »Yoga gegen Stress und Schmerzen«, Nr. 7, 9. 2. 2009; vgl. www.focus.de/magazin/archiv/jahrgang_2009/ausgabe_7/; vgl. *Yoga aktuell* 2/2009, S. 53.

[13] Tietke, *Stammbaum*, S. 225.

[14] F. Rinke. »Yoga-Klassen für die Massen« in: *Welt Kompakt*, 24. 8. 2010, S. 22

[15] Vgl. Tietke, *Stammbaum*, S. 108 ff.

[16] Bestellung oder Download unter: www.yoga-vidya.de.

[17] Vgl. Mathias Tietke. *Yoga in seiner Vielfalt. Interviews mit Lehrenden*. Stuttgart: Theseus Verlag 2008, S. 191 ff.

[18] Ebd, S. 199.

[19] De Michelis hat eine ähnliche Einteilung: 1. Modern Psychosomatic Yoga (MPsY); 2. Modern Postural Yoga (MPY); 3. Modern Meditational Yoga (MMY); 4. Modern Denominational Yoga (Elizabeth De Michelis, *A history of modern yoga : Patañjali and Western esotericism*. London: Continuum, 2006, S. 187ff)

[20] Vgl. Susanne Hauptmann. *Yoga. Mehr Energie für Beruf und privat.* München: Beck 2010 (für die Zielgruppe der Manager konzipiert).

[21] Vgl. die Innervestment-Studie »Spirit Index 2009«, siehe Anmerkung Nr. 3.

[22] Anna Trökes. »Yoga Meditation« in: *Yoga Aktuell* 2/2009, S. 49.

[23] Yoga-Sutra 1,2; vgl. Patanjali. *Die Wurzeln des Yoga. Die Yoga-Sutren des Patanjali,* Bern u. a.: O.W.Barth 1976, S. 21.

[24] Uschi Moriabadi. *Yoga & Pilates perfekt kombiniert*. München: BLV Buchverlag 2006, S. 16ff; Barbara Marckhgott. *Pilates. Schön,*

stark und beweglich. München: Gräfe und Unzer, 4. Aufl. 2009, S. 11 ff.

[25] Anna Trökes ist Autorin einiger Yoga-Standardwerke sowie mehrerer kleinerer thematisch orientierter Bücher; vgl. auch das Interview von Mathias Tietke mit Anna Trökes, in: *Yoga in seiner Vielfalt. Interviews mit Lehrenden. Stuttgart:* Theseus Verlag 2008, S. 173 ff.

[26] »Feldenkrais« wurde von Moshe Feldenkrais (1904–1984) entwickelt; man versucht, durch Körperhaltungen und -bewegungen Einfluss auf den Geist zu nehmen; vgl. Martin Woznica. *Yoga und Feldenkrais.* 2 Bände, Petersberg: Via Nova, 2005, 2006.

[27] Vgl. Christian Fuchs. »Yoga und das Autogene Training«, in: BDY (Berufsverband Deutscher Yogalehrer) (Hrsg.). *Der Weg des Yoga*. Petersberg: Via Nova, 5. Aufl. 2007, S. 352.

[28] J.H. Schultz. »Oberstufe des Autogenen Trainings und Raya-Yoga«, in: *Zeitschrift für die gesamte Neurologie und Psychiatrie*, Band 139, 1932, S. 34; vgl. Baier, Yoga, S. 168; C. G. Jung schreibt über »das sogenannte Autogene Training von J.H. Schultz, das sich sogar bewusst dem Yoga anschließt«. (C. G. Jung, »Yoga und der Westen« in: Clarke, J.J. (Hrsg.). *C.G. Jung und der östliche Weg*. Zürich und Düsseldorf: Walter Verlag 1997, S. 220).

[29] Vgl. J. H. Schultz im Vorwort zu *Autogenes Training*: »... sind die Verbindungen unserer Arbeit mit Suggestion, Hypnose, Yoga, Gymnastik und Pädagogik wesentlich.« (Leipzig: Thieme Verlag, 6. Aufl. 1969, S. VII); vgl. das Kapitel über Yoga in der 19. Aufl. 1991 auf S. 352ff; die 7. Stufe des achtgliedrigen Yoga-Wegs (Dhyana) bezeichnet Schultz als »visionäre Stufe« und schreibt: »Auch hier sehen wir die deutlichsten Parallelen mit den Oberstufenphänomenen unseres Trainings, wie eine kurze Vergleichung oft bis in die Einzelheiten zeigt, nur dass in unserer Arbeit nicht die Bilder und Erlebnisse bestimmter konfessioneller Welten, sondern der Ichtiefen sich auftun;« (ebd., S. 356).

[30] Vgl. Christian Fuchs. *Yoga in Deutschland. Rezeption, Organisation, Typologie*; Stuttgart: Kohlhammer 1990, S. 76 ff.

[31] Vgl. Tietke, *Stammbaum*, S. 106 und S. 271ff, der sich aufgrund archäologischer Argumente gegen die These eines arischen »Ur-Yoga« von Hauer und Feuerstein wendet.

[32] Vgl. Tietke, *Stammbaum*, S. 271; zur Frühgeschichte des Yoga vgl. auch: Trökes, *Yoga, VHS-Handbuch*, S. 14ff.

[33] Genauer die Gesänge 25 bis 42 des 6. Buches der Mahâbhârata.

[34] Man findet auch die Bezeichnungen »Karma-Marga«, »Bhakti-marga« und »Jnana-Marga«, wobei »Marga« »Weg« bedeutet. Vivekananda fügt als vierten Erlösungsweg noch Raja-Yoga (das »königliche Yoga«, d. h. Meditationsyoga) hinzu, vgl. De Michelis, *History*, S. 123.

[35] Gurus werden als personifizierte Gottheiten angesehen, deshalb gilt: Was ich für den Guru tue, tue ich für die Gottheit.

[36] »Jnana« ist über die indoeuropäische Sprachfamilie mit dem griechischen Wort »Gnosis« (Erkenntnis) verwandt.

[37] »Jnana-Yoga lässt sich de facto mit dem spirituellen Weg des Vedanta, dem hinduistischen System des Nondualismus, gleichsetzen.« (Georg Feuerstein. *Die Yoga Tradition: Geschichte, Literatur, Philosophie & Praxis.* Wiggensbach: Yoga-Verlag 2008, S. 83ff)

[38] Vgl. Hans Wolfgang Schumann. *Der historische Buddha. Leben und Lehre des Gotama.* München: Diederichs Verlag 2004.

[39] Vgl. Mircea Eliade. *Yoga. Unsterblichkeit und Freiheit.* Frankfurt: Suhrkamp-Taschenbuch-Verlag 1985, S. 171.

[40] Vgl. Helmuth von Glasenapp. *Die Philosophie der Inder. Eine Einführung in ihre Geschichte und ihre Lehren.* Stuttgart: Kröner Verlag, 4. Aufl. 1985, S. 136ff; Feuerstein, *Yoga Tradition*, S. 152; M. Distelbarth, »Samkhya«, in: BDY (Hrsg.), *Der Weg des Yoga*, S. 33ff.

[41] Glasenapp, *Philosophie der Inder*, S. 198, 206.

[42] Vgl. Klaus Klostermaier. *Hinduismus.* Köln: Bachem 1965, S. 256.

[43] Vgl. Eliade, *Yoga*, S. 17, 25, 40, 43.

[44] Vgl. Glasenapp, *Philosophie der Inder*, S. 198, 223; Eliade, *Yoga*, S. 15, 83; Feuerstein, *Yoga Tradition*, S. 382ff.

[45] Vgl. Heinrich Zimmer. *Philosophie und Religion Indiens.* Frankfurt/M.: Suhrkamp-Verlag, 9. Aufl. 1998, S. 257; Glasenapp, *Philosophie der Inder*, S. 221; Hartmut Weiss. *Quellen des Yoga. Klassische Texte der Körper- und Geistesschulung.* Bern, München, Wien: O.W.Barth 1986, S. 65.

[46] Yoga-Sutra 1,2; vgl. Patanjali. *Die Wurzeln des Yoga. Die Yoga-Sutren des Patanjali*, Bern u. a.: O.W.Barth 1976, S. 21; Elvira Friedrich. *Yoga, der indische Erlösungsweg. Das klassische System*

und seine Hintergründe. Diederichs gelbe Reihe 138; München: Diederichs 1997, S. 150.

47 Vgl. Eliade, *Yoga*, S. 12; Glasenapp, *Philosophie*, S. 217ff; Feuerstein, *Yoga Tradition*, S. 45; Fuchs im Vorwort zu BDY (Hrsg.), *Der Weg des Yoga*, S. 1.

48 Erich Frauwallner. *Geschichte der Indischen Philosophie,* Bd. 1, Salzburg 1953, S. 133.

49 Vgl. die Zusammenfassung in der Yoga-Sutra 2,29; zum achtgliedrigen Weg vgl. Anna Trökes. *Das große Yoga-Buch. Das moderne Standardwerk zum Hatha-Yoga*. München: Gräfe und Unzer, 5. Aufl. 2004; Zimmer, *Philosophie*, S. 387ff; BDY (Hrsg.), *Der Weg des Yoga*, S. 71ff; Feuerstein, *Yoga Tradition*, S. 390ff; Friedrich, *Yoga*, S. 126 ff.

50 Feuerstein, *Yoga Tradition*, S. 391.

51 Eine etwas andere Deutung von B. K. S. Iyengar: »›Prâna‹ bedeutet Lebenskraft und ›Âyâma‹ Aufstieg, Weitung und Ausdehnung. Prânâyâma ist die Ausweitung der Lebenskraft durch Atemkontrolle.«, in: *Der Urquell des Yoga*. O.W. Barth Verlag 1995, S. 61.

52 Patanjali unterscheidet zwischen den »äußeren Gliedern« – die ersten fünf Stufen, die zur Meditation hinführen – und den »inneren Gliedern«, den letzten drei Stufen, die den Kern der Meditation bilden (Friedrich, *Yoga*, S. 126, 134ff).

53 Vgl. Yoga-Sutra 3,16ff; Tabelle bei Friedrich, *Yoga*, S. 140ff; vgl. auch Feuerstein, *Yoga Tradition*, 572ff; Iyengar, *Urquell des Yoga*, S. 65 ff.

54 Vgl. Feuerstein, *Yoga Tradition*, S. 570–571; Iyengar, *Urquell des Yoga*, S. 71; Glasenapp, *Philosophie der Inder,* S. 229.

55 Feuerstein, *Yoga Tradition*, S. 575–576.

56 Eliade, *Yoga*, S. 79.

57 Iyengar, *Urquell des Yoga*, S. 67, S. 215.

58 Vgl. »65 Jahre ohne Nahrung« in: Stuttgarter Zeitung 27. 11. 2003; VIEW Juni 2010, S. 16–17 (www.view-magazin.de/yogi); vgl. den Videoclip bei: http://video.web.de/watch/7 501 365.

59 Swami Vishnu-Devananda. *Das große illustrierte Yoga-Buch*. Aurum-Verlag, 9. Aufl. 2005, S. 277.

60 Paramahamsa Hariharananda. *Kriya Yoga*. München: Dieterichs Verlag 2004, S. 258, 308; Volker Bretz hatte zwei Visionen von Swami Sivananda, der ihn beauftragte, den Yoga an westliche

Werte anzupassen; vgl. Tietke, *Yoga in seiner Vielfalt,* S. 199, 208.

[61] Vgl. Friedrich-Wilhelm Haack. *Transzendentale Meditation*, München 1992 (6. Aufl.), S. 46ff; *Panorama der neuen Religiosität,* hrsg. von R. Hempelmann u. a., Gütersloher Verlagshaus 2005, S. 343 ff.

[62] »Die Vorstellung übernatürlicher Kräfte stellt für den modernen Leser, der von eher rationaler und wissenschaftlicher Ausrichtung sein dürfte, ein Problem dar.«; Iyengar, *Urquell des Yoga*, S. 213.

[63] Trökes. *Yoga, VHS-Handbuch*, S. 7.

[64] Vgl. Glasenapp, *Philosophie der Inder,* S. 231; Boris Tatzky, »Hatha-Yoga – Polarität und Einheit«, in: Jacques Blache/Gerard Blitz *u. a. Die Wege des Yoga. Die Grundgedanken der großen Schulen der Yoga-Tradition – Eine Einführung durch westliche Yoga-Lehrer*, O.W. Barth Verlag 1990, S. 12.

[65] Feuerstein. *Yoga Tradition,* S. 600.

[66] Eliade. *Yoga*, S. 239; eine Übersetzung und Erklärung der Hatha-Yoga-Pradipika findet sich bei Hartmut Weiss, *Quellen des Yoga,* S. 191 ff.

[67] Als unpassende Speisen gelten: »Bittres, Saures, Scharfes, Salziges, Heißes, Beißendes, saurer Reis, Öl, Sesam, Senf, Alkohol, Fisch, Fleisch – auch von Ziegen – Buttermilch, Hülsenfrüchte, Judendorn, Ölkuchen, Fenchel, Knoblauch usw.« Hatha-Yoga-Pradipika 1,59; vgl. Weiss, *Quellen*, S. 215.

[68] Vgl. Feuerstein. *Yoga Tradition*, S. 81–82; Trökes, »Hatha-Yoga« in: BDY (Hrsg.), *Der Weg des Yoga*, S. 97.

[69] Tantrismus und Hatha-Yoga sind in einigen Bereichen wesensverwandt: Die Verschmelzung von Polaritäten; die Beziehung von Mikrokosmos und Makrokosmos, die Betonung von Shiva und Shakti und die Erweckung der Kundalini-Energie (Tietke, *Stammbaum*, S. 199ff).

[70] Trökes. *Das große Yoga-Buch*, S. 14.

[71] Vgl. *Hatha-Yoga-Pradipika* 3,84 (vgl. Weiss, *Quellen*, S. 265ff), die das Zurückziehen des Samens beschreibt.

[72] Vishnu-Devananda. *Yoga-Buch*, S. 61ff; hier werden viele Stellungen detailliert mit Fotos beschrieben.

[73] Vgl. Feuerstein. *Yoga Tradition,* S. 603; Eliade, *Yoga*, S. 239.

[74] Yoga-Sutra 2,46: *»Ein Asana soll stabil und angenehm sein«;* vgl. die Übersetzung bei Iyengar, *Urquell des Yoga*. S. 194 und Elvira

Friedrich. *Yoga, der indische Erlösungsweg. Das klassische System und seine Hintergründe*. München: Diederichs 1997, S. 131; vgl. Eliade, *Yoga,* S. 61.

[75] Nähere Beschreibungen mit Illustrationen finden sich in vielen Yogabüchern. Eine gute Übersicht bietet: Georg Feuerstein/Larry Payne. *Yoga für Dummies*. Bonn: MITP-Verlag 2000, S. 60 ff.

[76] »Surya« ist die Sonne bzw. der Sonnengott, der für Gesundheit und ein langes Leben zuständig ist; »Namaskar« der indische Gruß.

[77] Trökes. *Das große Yoga-Buch,* S. 11; Trökes, »Asana« in: BDY (Hrsg.), *Der Weg des Yoga*, S. 113.

[78] Übersetzung bei: Iyengar. *Urquell des Yoga*, S. 196.

[79] Iyengar. *Der Urquell des Yoga*, S. 107, 196.

[80] Zum Beispiel in einer Artikelserie in den neueren Ausgaben der Zeitschrift »*Yoga aktuell*«.

[81] Julia Johannsen. »Die geheime Sprache des Hatha-Yoga«, in: *Yoga Aktuell* 4/2009, S. 34.

[82] Eliade. *Yoga,* S. 77–78; längeres Zitat: S. 62 (kursiv im Original).

[83] Vishnu-Devananda. *Yoga-Buch*, S. 261.

[84] Vgl. Erling Petersen. *Yoga. Das große Übungsbuch für Anfänger und Fortgeschrittene*. München: Heyne Verlag 3. Aufl. 2001.

[85] Werner Hölling/Wolfgang Buskies. *Yoga. Bewegung, Atmung, Entspannung*. Wiebelsheim: Limpert Verlag 2007, S. 43 ff.

[86] Trökes. *Das große Yoga-Buch*. S. 16fff; Beschreibungen von Atemtechniken finden sich auch bei Feuerstein, *Yoga Tradition*, S. 607 ff.

[87] Vgl. Trökes. *Das große Yoga-Buch,* S. 166 ff.

[88] Iyengar. *Urquell des Yoga*, S. 198–199.

[89] Vishnu-Devananda. *Yoga-Buch*, S. 250.

[90] Vgl. Vishnu-Devananda. *Yoga-Buch*, S. 324ff; Eliade, *Yoga*, S. 250.

[91] In den Yoga-Upanishaden ist von 72 000 Nadis die Rede, von denen 72 wichtig sind, am wichtigsten drei Namens Ida, Pingala und Susumna; vgl. Eliade, *Yoga*, S. 142 (Fn. 23).

[92] So sollen Ida und Pingala durch die Nasen-Wechselatmung, bei der man jeweils nur durch ein Nasenloch atmet, besonders angeregt werden. Vgl. den Abschnitt zu Pranayama, S. 33.

[93] Vishnu-Devananda, *Yoga-Buch*, S. 327.

[94] Gopi Krishna. *Kundalini. Erweckung der geistigen Kraft im Menschen.* O.W.Barth Verlag, 1967/2009, S. 11
[95] Vgl. ebd., S. 48 ff.
[96] Vgl. ebd., S. 112.
[97] Vgl. ebd., S. 43, 60.
[98] Gopi Krishna fand kaum Schriften, die vor den Gefahren warnen, die Kundalini-Energie zu wecken, oder die helfen, negative Folgen zu verhindern oder zu überwinden (vgl. ebd. S. 58).
[99] Vgl. die deutliche Kritik am Kundalini-Yoga von Johannes Aagard, »Was Yoga wirklich ist«, siehe www.religio.de/dialog/196/196s13.html.
[100] Ebd., S. 112.
[101] Hariharananda. *Kriya Yoga*, S. 81.
[102] Gertrud Hirschi. *Mantra-Praxis. Worte der Kraft für Gesundheit, Erfolg und spirituelle Entwicklung.* München: Goldmann-Verlag 2007, S. 63.
[103] Vgl. Feuerstein/Payne. *Yoga für Dummies*, S. 274; Eliade, *Yoga*, S. 131.
[104] Vgl. Eliade. *Yoga*, S. 221.
[105] Iyengar. *Der Urquell des Yoga*, S. 41.
[106] Hirschi. *Mantra-Praxis*, S. 111.
[107] Vollständig lautet das Mantra: »*Hare Krishna, Hare Krishna, Krishna Krishna, Hare Hare, Hare Rama, Hare Rama, Rama Rama, Hare Hare.*« Die »Internationale Gesellschaft für Krishna-Bewusstsein« (engl. »ISKCON«) wurde 1966 von A.C. Bhaktivedanta Svami Prabhupada (1896–1977) gegründet. Vgl. Hummel, *Indische Mission*, S. 49 ff.
[108] Zu den Beatles und ihrem Bezug zur Transzendentalen Meditation vgl. Jürgen Kuberski. *John Lennon. Der Schrei nach Hilfe*, CH-Berneck: Schwengeler 1989, S. 87 ff.
[109] Hirschi. *Mantra-Praxis*, S. 147ff listet einige davon auf.
[110] Ebd., S. 164; Feuerstein übersetzt »Om navah shivaya« mit »Om. Sei gegrüßt, Shiva«, Feuerstein/Payne, *Yoga für Dummies*, S. 274.
[111] *Yoga Journal 3* (Mai/Juni) 2010.
[112] Hirschi. *Mantra-Praxis*, S. 119–120.
[113] Im Buch »Kundalini Yoga« von Kaur Seitz werden Mantras zur Verehrung von Gottheiten und Gurus sogar bewusst anders gedeutet (S. 28–29).

[114] »Ich bin der Herr, dein Gott, der dich aus der Sklaverei in Ägypten befreit hat. Du sollst außer mir keine anderen Götter haben. ... Du sollst dir kein Götzenbild anfertigen von etwas, das im Himmel, auf der Erde oder im Wasser unter der Erde ist. Du sollst sie weder verehren noch dich vor ihnen zu Boden werfen ...« 2. Mose 20,2-5 (*Neues Leben Bibel;* SCM R.Brockhaus); vgl. 5. Mose 5,6 ff.

[115] Feuerstein. *Die Yoga Tradition*, S. 560.

[116] Ebd., S. 144.

[117] Hirschi. *Mantra-Praxis*, S. 165–166.

[118] Vgl. Anna Trökes. »Mudra« in: BDY (Hrsg.). *Der Weg des Yoga*, S. 164 ff.

[119] Feuerstein. *Yoga Tradition*, S. 304.

[120] Feuerstein. *Yoga Tradition*, S. 563; vgl. die Beschreibungen weiterer Mudras bei: BDY (Hrsg.). *Der Weg des Yoga*, S. 166ff; Kaur Seitz, *Kundalini-Yoga*, S. 30.

[121] Kaur Seitz, *Kundalini-Yoga*, S. 30.

[122] BDY (Hrsg.). *Der Weg des Yoga*, S. 168ff (Anna Trökes).

[123] Vgl. Feuerstein. *Yoga Tradition*, S. 562; BDY (Hrsg.). *Der Weg des Yoga*, S. 164 (Anna Trökes).

[124] Eliade schreibt: »Das einfachste Mandala ist das yantra, das im Hinduismus verwendet wird.« (*Yoga*, S. 229).

[125] Vgl. Anna Trökes. »Yantras als Stützen der Meditation«, in: *Yoga Aktuell* 4/2009, S. 58 ff.

[126] Vgl. Naomi Becker. »Yantras. Brücke zwischen Selbst und Kosmos«, in: *Yoga Aktuell* 2/2009, S. 66 ff.

[127] Vgl. ebd., S. 66.

[128] Feuerstein. *Yoga Tradition*, S. 566.

[129] Eliade. *Yoga*, S. 229.

[130] Vgl. Trökes. »Yantras ...« in: *Yoga Aktuell* 4/2009, S. 59.

[131] Feuerstein. *Yoga Tradition*, S. 600 ff; Anna Trökes, »Kriya« in: BDY (Hrsg.) *Der Weg des Yoga*, S. 158 ff.

[132] Hatha-Yoga-Pradipika 2,23, vgl. Weiss. *Quellen*, S. 223 und 329 ff.

[133] Vgl. Dietmar Mitzinger. *Yoga in Prävention und Therapie. Ein Manual für Yogalehrer, Therapeuten und Trainer.* Köln: Deutscher Ärzte-Verlag 2009, S. 191ff; Eliade. *Yoga*, S. 240; Feuerstein. *Yoga Tradition*, S. 600ff; Christine Villiers. *Yoga leicht gemacht. Das Praxisbuch für den Alltag. Zürich/Düsseldorf:* Walter Verlag

1998, S. 20ff; Vishnu-Devananda. *Yoga-Buch*, S. 33ff (mit Fotos!); Petersen. *Yoga*, S. 48 ff.

[134] Zur Geschichte der Yoga-Rezeption in Deutschland vgl. die Dissertation von Christian Fuchs. *Yoga in Deutschland*; Ders., »Yoga im Westen«, in: BDY (Hrsg.), *Der Weg des Yoga*, S. 235ff; Karl Baier. *Yoga auf dem Weg nach Westen: Beiträge zur Rezeptionsgeschichte*. Würzburg: Königshausen & Neumann 1998.

[135] Zu Rolland vgl. Baier. *Yoga auf dem Weg nach Westen*, S. 178; vgl. Paul Brunton. *A Search in Secret India*; deutscher Titel: *Yogis. Verborgene Weisheit Indiens*. Hamburg 1937; vgl. Baier, *ebd.*, S. 151 ff.

[136] Vgl. Fuchs. *Yoga in Deutschland*, S. 31 ff.

[137] Vgl. Horst Miers. *Lexikon des Geheimwissens*, München 1993, S. 617.

[138] Vgl. Fuchs. *Yoga in Deutschland*, S. 31ff; Baier, *Yoga auf dem Weg nach Westen*, S. 125 ff.

[139] Zu Rudolf Steiner und zur Anthroposophie vgl. Jürgen Kuberski. *Anthroposophie. Mehr als Naturkosmetik und Waldorfschule;* Reihe: Kurz und Bündig, Holzgerlingen: SCM Hänssler 2010.

[140] Vgl. Steiner. *Wie erlangt man Erkenntnisse der höheren Welten?* (1904/5); GA 10, S. 86ff; Ders., *Geheimwissenschaft im Umriss*, 1910, GA 13, TB 601, Dornach 1962, S. 258ff, 273 ff.

[141] Steiner schreibt: »Wenn nun ein Geheimschüler mit seinen Übungen beginnt, so ist das erste, daß sich die Lotusblumen aufhellen; später beginnen sie sich zu drehen. Wenn dies letztere eintritt, so beginnt die Fähigkeit des Hellsehens. Denn diese »Blumen» sind die Sinnesorgane der Seele. Und ihre Drehung ist der Ausdruck dafür, daß im Übersinnlichen wahrgenommen wird. Niemand kann etwas Übersinnliches schauen, bevor sich seine astralen Sinne in dieser Art ausgebildet haben.« (*Wie erlangt…*, GA 10, S. 87).

[142] Vgl. den Abschnitt: » Übernatürliche Kräfte durch Yoga heute«, S. 26. vgl. Fuchs. *Yoga in Deutschland*, S. 49 ff.

[143] Vgl. Helmut Zander. *Anthroposophie in Deutschland. Theosophische Weltanschauung und gesellschaftliche Praxis 1884–1945*. 2 Bände. Göttingen: Vandenhoeck & Ruprecht 2007, S. 589; Auch der Anthroposoph und Yoga-Anhänger O.A. Isbert belegt in einigen Artikeln die Verbindung von Yoga und Anthroposophie, vgl. die Angaben bei Fuchs, *Yoga in Deutschland*, S. 50ff und 298ff; vgl. Tietke. *Yoga in seiner Vielfalt*, S. 82.

[144] Vgl. Baier. *Yoga*, S. 174; Hummel. *Indische Mission*, S. 23ff; BDY (Hrsg.), *Der Weg des Yoga*, S. 48ff; De Michelis. *History*, S. 91 ff.

[145] De Michelis beurteilt das Buch »Raja Yoga« von Vivekananda als eine Erklärung des klassischen Yoga von Patanjali, vermischt mit verschiedenen Elementen: Traditioneller Hinduismus, westliche Wissenschaft (Physik, Psychologie, Anatomie, Physiologie), moderne Philosophie, Neo-Vedanta Esoterik und westlicher Okkultismus (*History*, S. 3ff, 150ff).

[146] Vgl. Tietke. *Stammbaum*, S. 175ff; Hummel. *Indische Mission*, S. 44ff; BDY (Hrsg.). *Der Weg des Yoga*, S. 49; Friedrich-Wilhelm Haack. *Guruismus und Guru-Bewegungen*. München: Ev. Presseverband, 1982, S. 32 ff.

[147] Vgl. Tietke. *Stammbaum*, S. 120ff; Vishnu-Devananda ist Autor von: »*Das große illustrierte Yoga-Buch*« (1989).

[148] Vgl. Tietke. *Stammbaum*, S. 182ff; Hummel, *Indische Mission*, S. 69ff; BDY (Hrsg.), *Der Weg des Yoga*, S. 58.

[149] Vgl. Tietke. *Stammbaum*, S. 117ff; Hummel, *Indische Mission*, S. 113 ff.

[150] Vgl. Tietke. *Stammbaum*, S. 135ff; BDY (Hrsg.), *Der Weg des Yoga*, S. 68.

[151] Vgl. Haack. *Transzendentale Meditation*, 1992; Jürgen Kuberski. *John Lennon – Der Schrei nach Hilfe*. CH-Berneck: Schwengeler 1989, S. 88ff; Hummel. *Indische Mission*, S. 93 ff.

[152] Vgl. Hummel, *Indische Mission* 1980.

[153] Vgl. Fuchs. *Yoga in Deutschland*, S. 70ff; Baier, *Yoga*, S. 162 ff.

[154] Vgl. Baier. *Yoga*, S. 193, 219 ff.

[155] C.G. Jung. »Yoga und der Westen«, S. 221.

[156] Vgl. die Einteilung bei De Michelis. *History*, S. 190ff, die hier grob übernommen wurde. Vgl. dazu auch eine andere Einteilung bei Fuchs. *Yoga in Deutschland*, S. 84 ff.

[157] Von dem Russen Boris Sacharow (1899–1959), vgl. Tietke. *Stammbaum*, S. 170ff; Fuchs, *Yoga in Deutschland*, S. 84 ff.

[158] Vgl. Timothy Leary. *Die Politik der Ekstase*. Hamburg 1970, S. 31; vgl. Baier, *Yoga*, S. 138.

[159] Vgl. Yogi Deenbandhu (Detlef Uhle). *Yoga für alle. Übungen für jeden Tag*. Reinbek: Rowohlt 1993, S. 296 ff.

[160] Mitzinger. *Yoga in Prävention und Therapie*, S. 1.

[161] Dr. med. Dietrich Ebert. »Westliche Medizin und Yoga«, in: BDY (Hrsg.), *Der Weg des Yoga*, S. 282.

[162] Vgl. die Studien, die auf der Webseite der »National Library of Medicine«, die zum »National Institute of Health« der USA gehört, aufgelistet sind: www.nlm.nih.gov (Suchwort: »Yoga«). Ein Überblick über verschiedene Deutsche Studien bietet Christian Fuchs. *Yoga im Spiegel der Wissenschaft*. Broschüre, herausgegeben vom BDY. Göttingen 2000, Download unter: www.yoga.de/bdy_publikationen/.

[163] Vgl. Mukesh D. Jain/Hedwig H. Hepp. *Yoga als adjuvane Therapie. Einführung in Krankheitslehre, Heilmethode und Übungen*. Stuttgart: Hippokrates 1998, S. 8; vgl. dazu auch Monika Alicja Pohl. *Yoga in der Physiotherapie. Theorie und Praxis*. München: Pflaum Verlag 2010, S. 21: »Obwohl es mittlerweile viele Studien gibt, die Yoga eine medizinische Wirksamkeit auf verschiedene Erkrankungen bescheinigen, ist es trotzdem recht schwierig, spezifische physiologische Veränderungen zweifelsfrei auf eine Yogatherapie zurückzuführen. Das macht viele Schulmediziner skeptisch … Es reicht nicht, zu zeigen, dass etwas hilft, man muss auch nachweisen können, wie es hilft.«

[164] So bei Mitzinger. *Yoga in Prävention und Therapie*, S. 121ff; offenbar steht der Psychotherapeut Mitzinger in der Sivananda-Tradition, der er ein ganzes Kapitel widmet (S. 157ff).

[165] *Fit for Fun*. Dezember 1994; vgl. www.iyengar-yoga-deutschland.de.

[166] Vgl. Jain/Hepp. *Yoga als adjuvane Therapie*, S. 9ff; vgl. auch Pohl, *Yoga in der Physiotherapie*, S. 19 ff.

[167] »Yoga lindert chronische Rückenschmerzen«, *Deutsches Ärzteblatt* Heft 13, März 2006 (über die Ergebnisse einer Studie aus dem Jahr 2005).

[168] Vgl. F. Jürgen Schell. *Yoga. Schlüssel zur Streßbewältigung*. Petersberg 1998; Pohl, *Yoga in der Physiotherapie*, S. 21, 88ff, 95.

[169] Petersen. *Yoga*, S. 11.

[170] »Zum Beispiel verletzten sich Übende reihenweise ihre Knie bei dem Versuch, den Lotossitz perfekt zu beherrschen!«, berichtet die Yogalehrerin Anna Trökes über den früheren Yogaunterricht: *Das große Yoga-Buch*, S. 7.

[171] Vgl. Pohl. *Yoga*, S. 17 ff.

[172] Mitzinger. *Yoga in Prävention und Therapie*, S. 199.

[173] Zum Beispiel finden sich Listen mit Krankheiten und entsprechenden Yogaübungen bei Pierre Jacquemart/Saïda Elkéfi. *Yoga*

als Therapie. Neckarsulm/Stuttgart: Jungjohann 1993; und bei Iyengar, *Licht auf Yoga*, S. 443 ff.

[174] Jain/Hepp. *Yoga als adjuvane Therapie*, S. 11ff, S. 204; ähnlich bei Trökes, *Das große Yoga-Buch*, S. 39.

[175] Vgl. Jacquemart/Elkéfi. *Yoga als Therapie*, 1993; vgl. www.yogatherapie-portal.de und die Broschüre von Yoga Vidya: »Yogatherapie 2010«, Download bei: www.yoga-vidya.de/downloads.html.

[176] Vgl. Jain/Hepp. *Yoga als adjuvane Therapie*, S. 7, 11; Mitzinger, *Yoga in Prävention und Therapie*, S. 9.

[177] Jain/Hepp. *Yoga als adjuvane Therapie*, S. 14.

[178] Trökes, *Yoga. VHS-Handbuch*, S. 29.

[179] Trökes, *Yoga. VHS-Handbuch*, S. 28; vgl. auch den Artikel »Yoga – Therapie – Heilen«, in: *Deutsches Yoga-Forum* 4/09, S. 37–39.

[180] Mitzinger. *Yoga in Prävention und Therapie*, S. 200.

[181] Anna Trökes. »Yoga als Therapie«, in: BDY (Hrsg.), *Der Weg des Yoga*, S. 287 ff.

[182] Ebert, »Westliche Medizin und Yoga«, in: BDY (Hrsg.). *Der Weg des Yoga*, S. 283ff; vgl. auch Hedwig H. Gupta, »Yoga als Therapie« in: Deutsches Yoga-Forum 5/08, S. 14 ff.

[183] Agehananda Bharati. *The Light at the Center*. Santa Barbara, CA: Ross-Ericson, 1976, S. 155ff, zit. in: *Handbuch Religiöse Gemeinschaften und Weltanschauungen*. Gütersloh: Gütersloher Verlagshaus, 6. Aufl. 2006, S. 812.

[184] Vgl. Heinrich Zimmer. *Yoga und Buddhismus*. Frankfurt 1973, S. 125; vgl. Tietke, *Stammbaum*, S. 241.

[185] *Hatha-Yoga-Pradipika* 1,12; vgl. Weiss. *Quellen*, S. 199.

[186] Tietke. *Stammbaum*, S. 253; ähnlich auch Karl Baier, »Christliche Philosophie und Yoga« in: *Yoga Aktuell* 6/2009, S. 72.

[187] Vgl. dazu Friedrich-Wilhelm Haack. *Guruismus und Guru-Bewegungen*. München: Ev. Presseverband 1982; Reinhart Hummel. *Gurus, Meister, Scharlatane. Zwischen Faszination und Gefahr*. Freiburg u. a.: Herder 1996, bes. S. 61 ff.

[188] Feuerstein. *Yoga Tradition*, S. 50; vgl. Glasenapp, *Philosophie der Inder*, S. 13.

[189] Vgl. Trökes. *Yoga, VHS-Handbuch*, S. 7.

[190] Feuerstein. *Yoga Tradition*, S. 14.

[191] Tietke. *Stammbaum*, S. 115.

[192] Vgl. den Artikel im *Yoga Journal* (USA) Nov–Dez 1990; vgl. Tietke. *Stammbaum*, S. 123.

[193] Tietke. *Stammbaum*, S. 147; vgl. Michael Angelé. *Swami Muktananda, sein Siddha Yoga und die religiöse Praxis seiner Schüler heute*. Orientierungen und Berichte Nr. 19, EZW, Stuttgart 1994; Haack, *Guruismus*, S. 90ff; Hummel, *Gurus*, S. 222 ff.

[194] Tietke. *Stammbaum*, S. 125 ff.

[195] Im Abschnitt »Wie man zu einem Mantra kommt«, S. 40.

[196] Feuerstein. *Die Yoga Tradition*, S. 303 ff.

[197] Vgl. dazu den Abschnitt »Die Schlangenkraft – Kundalini«, S. 36.

[198] Vgl. www.vedanet.com; www.vediccenter.de; Dr. David Frawley nennt sich auch »Pandit Vamadeva Shastri«.

[199] David Frawley, »Spirituelle Gefahren«, in: *Yoga Aktuell* 5/2009, S. 52 ff.

[200] David Frawley, »Spirituelle Gefahren«, in: *Yoga Aktuell* 5/2009, S. 54, 55.

[201] Ebd., S. 55 ff.

[202] »Es treten spontane Bewegungen wie Yoga-Kriyas auf und wir nehmen plötzlich wie von selbst bestimmte Yoga-Haltungen ein oder atmen in einer bestimmten Weise.« (ebd., S. 55).

[203] Vgl. Tietke. *Yoga in seiner Vielfalt*, S. 15.

[204] Feuerstein/Payne. *Yoga für Dummies*, S. 36; vgl. André van Lysebeth. *Durch Yoga zum eigenen Selbst*. Frankfurt: O.W.Barth/ Fischer 1969/2007.

[205] Vishnu-Devananda. *Yoga-Buch*, S. 23.

[206] Selvarajan Yesudian/Elisabeth Haich. *Raja-Yoga. Yoga in zwei Welten*. Ergolding: Drei Eichen Verlag , 6. Aufl. 2000, S. 215, 85.

[207] De Michelis. *History*, S. 248ff: »Modern Postural Yoga as healing ritual of secular religion.«

[208] Trökes. *Yoga, VHS-Handbuch*, S. 7.

[209] Der exemplarische Vergleich von vier Yogaschulen in Berlin zeigt, dass manche Schulen auf religiöse Inhalte verzichten, andere aber eine starke esoterisch/hinduistische Prägung aufweisen (Katrin Kurth, in: Materialdienst der EZW 8/2006, S. 303ff).

[210] So schreibt auch Reinhart Hummel, Sivananda und seine Schüler haben in ihren Büchern zwar die gesundheitlichen Aspekte des Yoga betont, »sie haben aber nie Zweifel daran gelassen, dass der indische Yoga religiös gemeint ist. Er dient der Heilssuche und Heilsverwirklichung, passt sich freilich unterschiedlichen Gottesvorstellungen und Heilswegen an.« (»Unvereinbar? Zur christlichen Beurteilung des Yoga«, in: Erich Bochinger/Gerhard

Martin. *Gesammeltes Leben. Christliche Meditation, Gebet und Yoga*. Konstanz: Christliche Verlagsanstalt 1991, S. 20).

211 Feuerstein. *Yoga Tradition*, S. 165.

212 Vgl. Marshall Govindan. *Jesus und die Yoga Siddhas*. Emmendingen: Hans Nietsch Verlag 2009; Ders., »Die Weisheitslehren von Jesus und den Yoga-Siddhas«, in: *Yoga Aktuell*, 6/2010, S. 54ff; Nina Haisken, »Der Yoga Jesu« in: *Yoga Aktuell*, 6/2010, S. 48 ff.

213 Christian Scharfetter. *Der spirituelle Weg und seine Gefahren*. Stuttgart: F. Enke Verlag, 3.Aufl. 1994; Inhalte sind u. a. die Kundalini-Meditation oder die »Zen-Krankheit«.

214 »Irregeleitete Spirits oder Geister anzuziehen oder Tierseelen zu rufen, kann Nebenwirkungen haben.« David Frawley, »Spirituelle Gefahren«, in: *Yoga Aktuell* 5/2009, S. 52ff; vgl. den obigen Abschnitt: »Wenn Yoga-Experten vor spirituellen Gefahren warnen ...«, S. 57.

215 Vgl. Lukas 13,16.

216 Markus 1,34; 3,10-11.

217 2. Korinther 11,14.

218 Vgl. 3. Mose 19,26ff; 20,6.27; 5. Mose 18,10 ff.

219 In 1. Korinther 10,20 erklärt Paulus, dass das, was Götzen geopfert wird, in Wirklichkeit bösen Geistern geopfert wird.

220 Vgl. Anmerkung Nr. 114.

221 Zit. b. Dave Hunt. *Götter, Gurus und geheimnisvolle Kräfte*. Gießen und Basel: Brunnen 1984, S. 15 und 149.

222 Zunächst meditierte sie nach der Methode von Sri Chinmoy, später war sie in der von Sri Aurobindo gegründeten Stadt Auroville (Pondicherry, Indien).

223 Rabindranath R. Maharaj. *Der Tod eines Guru*. Bielefeld: CLV 2007; »Dem Satan ins Auge geblickt«, *idea spektrum* 46/2000 (Umschlagseite hinten).

224 Zum Beispiel besondere Erkenntnisse (Markus 1,24); übermenschliche Kräfte bei einem Besessenen in Gerasa (Markus 5,1ff); die Frau mit dem »Wahrsagegeist« in Philippi (Apostelgeschichte 16,16ff).

225 Vgl. dazu: Reinhart Hummel. *Yoga – Meditationsweg für Christen? Probleme einer christlichen Yoga-Rezeption*. Stuttgart: EZW-Texte/ Information 112, 1990; Bochinger/Martin (Hrsg.), *Gesammeltes Leben*, 1991.

[226] Vgl. Albrecht Frenz, »Yoga, Gebet, Glaube, Meditation. Ein religionstheologischer Entwurf«, in: *Gesammeltes Leben*, S. 107 ff.

[227] 2. Mose 17,9.

[228] 1. Könige 18,42-43.

[229] Vgl. Andreas Kusch. *Das Herz auf Gott einstimmen. Praktische Schritte zum Beten und Bibellesen*. Gießen und Basel: Brunnen 2010, S. 23 ff.

[230] Matthäus 4,1ff; Matthäus 14,23 u. a.

[231] Psalm 37,7; 46,11; vgl. Jesaja 30,14.

[232] Zum Beispiel: Pater Markus Thomm von der Schönstadt-Bewegung sieht zwar Unterschiede im hinduistischen und im christlichen Erlösungsverständnis, kann aber die Einheitserfahrung auch »in den christlichen Kontext integrieren«: »Es ist das Ziel sowohl hinduistischer wie christlicher Mystik, in die Tiefe des eigenen Selbst hinabzusteigen, um dort Gott zu begegnen.« – Markus Thomm. *Spiritualität mit Leib und Seele. Yoga für Christen*. Vallendar-Schönstadt: Patris-Verlag 2005, S. 13–14.

[233] So werden zum Beispiel die acht Stufen der Yoga-Sutra biblisch gedeutet oder der »Sonnengruß« christlich modifiziert; vgl. Werner Vogel. »Christentum und Yoga«, in: BDY (Hrsg.). *Der Weg des Yoga*, S. 236ff; Wieland Schmidt. *Yoga für Christen. Ein Übungsbuch*. Freiburg u. a.: Herder 1991.

[234] Es gibt manche Yogaangebote in evangelischen Kirchen; vgl. auch die Verbindung von Yoga und Andacht bei amerikanischen Christen: www.yogadevotion.com.

[235] Vgl. dazu Friso Melzer. *Versenkung oder Begegnung. Entscheidungshilfe zur Frage der Meditation*. Stuttgart 1987.

[236] Klostermaier, *Hinduismus*, S. 268.

[237] Zitiert nach: *Neues Leben. Die Bibel*. © Copyright der deutschen Ausgabe 2002 und 2006 by SCM R.Brockhaus im SCM-Verlag GmbH & Co. KG, Witten.

[238] Vgl. Karl Baier, »Iyengar and the Yoga Tradition«, in: *Iyengar Yoga Recources*, March 2001, Download unter: www.iyengar-yoga.com.